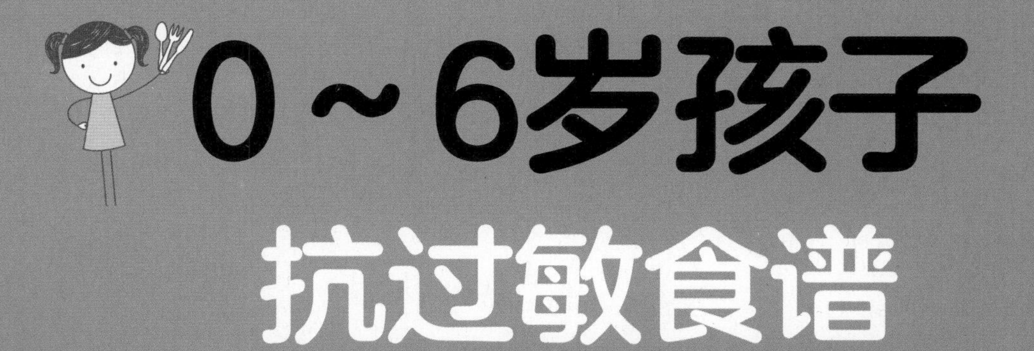

0~6岁孩子抗过敏食谱

黄艳萍　主编

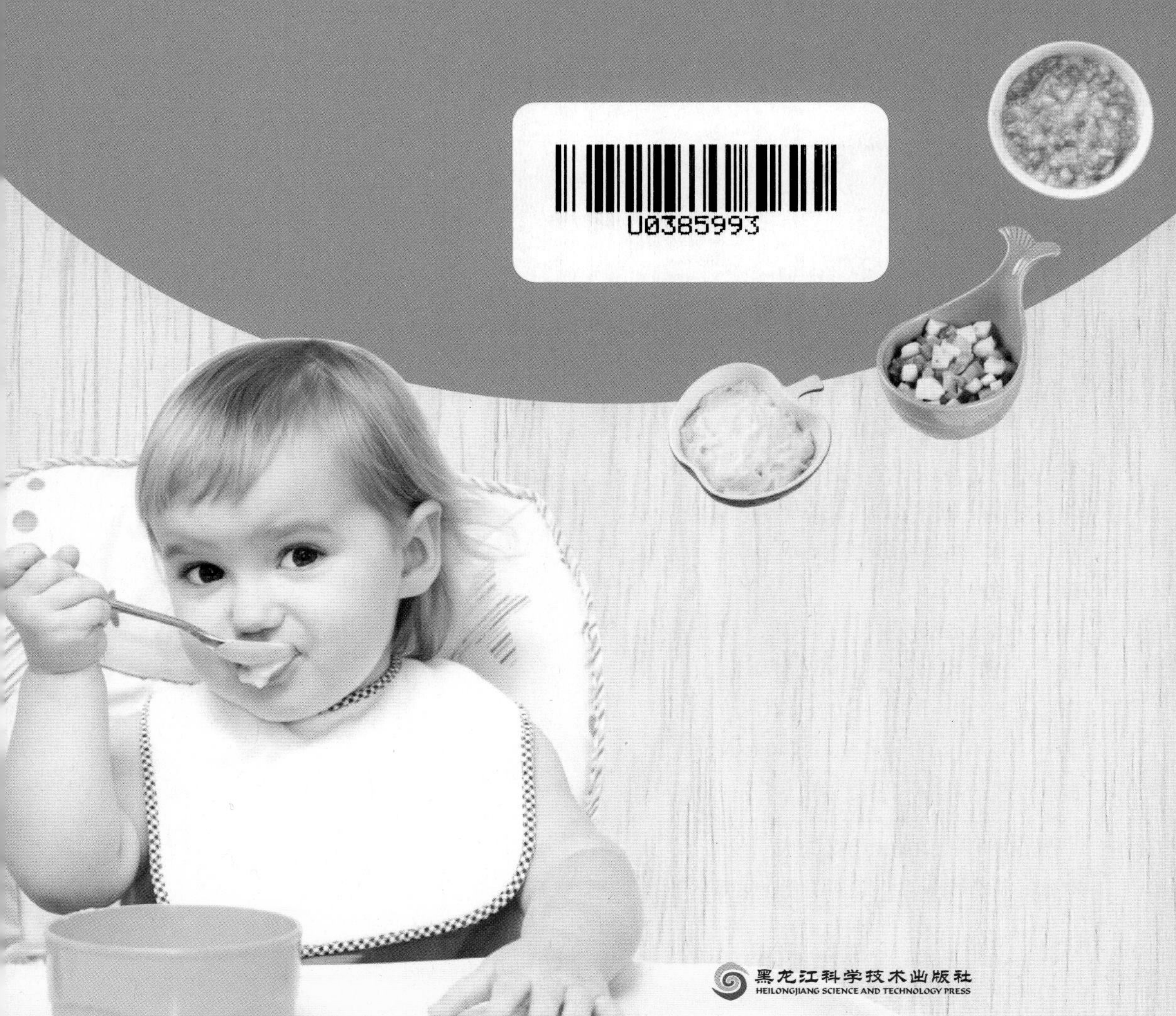

黑龙江科学技术出版社
HEILONGJIANG SCIENCE AND TECHNOLOGY PRESS

图书在版编目（CIP）数据

0 ~ 6 岁孩子抗过敏食谱 / 黄艳萍主编 . -- 哈尔滨 :
黑龙江科学技术出版社 , 2019.9
ISBN 978-7-5388-9959-7

Ⅰ . ① 0… Ⅱ . ①黄… Ⅲ . ①小儿疾病－过敏性反应
－食物疗法－食谱 Ⅳ . ① R725.931 ② TS972.161

中国版本图书馆 CIP 数据核字 (2019) 第 029189 号

0 ~ 6 岁孩子抗过敏食谱
0 ~ 6 SUI HAIZI KANGGUOMIN SHIPU
黄艳萍 主编

项目总监 薛方闻
责任编辑 梁祥崇
策 划 深圳市金版文化发展股份有限公司
封面设计 深圳市金版文化发展股份有限公司
出 版 黑龙江科学技术出版社
地址：哈尔滨市南岗区公安街 70-2 号 邮编：150007
电话：（0451）53642106 传真：（0451）53642143
网址：www.lkcbs.cn
发 行 全国新华书店
印 刷 雅迪云印（天津）科技有限公司
开 本 723 mm × 1020 mm 1/16
印 张 12
字 数 200 千字
版 次 2019 年 9 月第 1 版
印 次 2019 年 9 月第 1 次印刷
书 号 ISBN 978-7-5388-9959-7
定 价 45.00 元

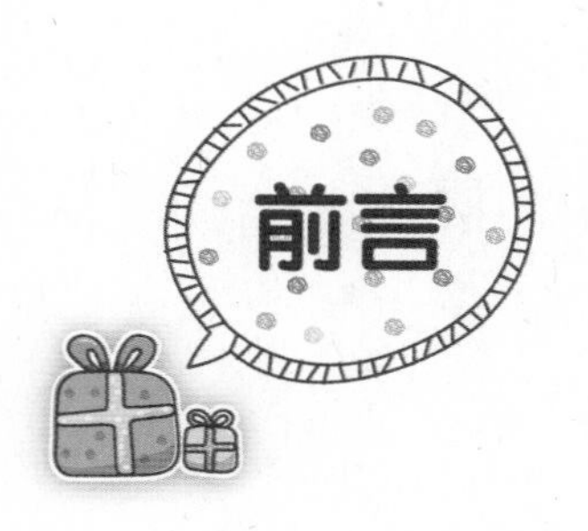

前言

每个人的体内都有一个免疫系统来保护其免受疾病之苦，但有时它的作用发挥过度，也会给人带来一些烦恼，过敏就是这样一种由于免疫系统过于“积极”而带来的烦恼。

生活中儿童过敏的现象随处可见，并且小儿过敏的发病率呈越来越高的趋势。各式各样的过敏反应威胁着孩子的正常生活与健康成长，也给牵挂孩子的家长带来了无尽的担忧与折磨。如何让自己的孩子远离过敏，成了每一位家长迫切想要解决的问题。事实上，抗过敏从孩子还是胎宝宝时就应该着手了，孕期构建母体低敏环境、孩子出生后母乳喂养、合理添加辅食、营造洁净的家居环境、保持其良好的情绪状态等，都有助于预防过敏。0～6岁儿童由于生理和饮食喂养方面的原因，发生食物过敏的概率较高，因此合理饮食对于抗过敏至关重要。

《0～6岁孩子抗过敏食谱》在介绍什么是过敏、引起过敏的常见原因、过敏的症状等过敏常识的基础上，结合0～6岁儿童过敏的发病特点，有针对性地推荐了多款美味营养的抗过敏食谱，同时针对10种小儿常见过敏性疾病提供了饮食调养和生活照护方面的有效建议，旨在帮助广大儿童尽量少受甚至免受过敏带来的痛苦。

孩子的健康问题始终是父母的心头大事，希望本书对各位家长有切实有效的帮助，促进孩子健康的成长。

目录 CONTENTS

Chapter

1 孩子过敏，父母应具备的常识

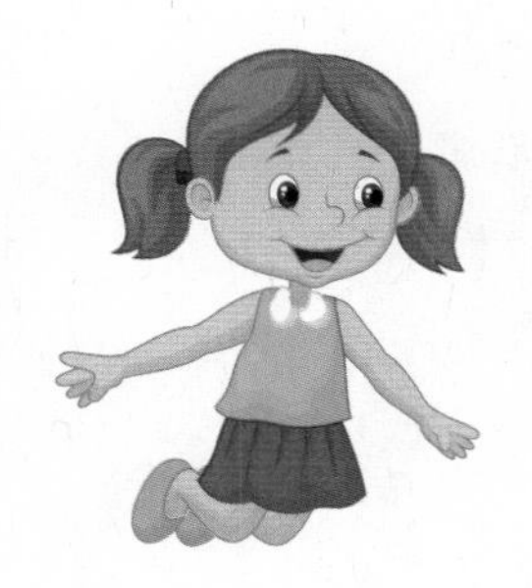

Chapter

2 重视食物过敏，让孩子少受罪

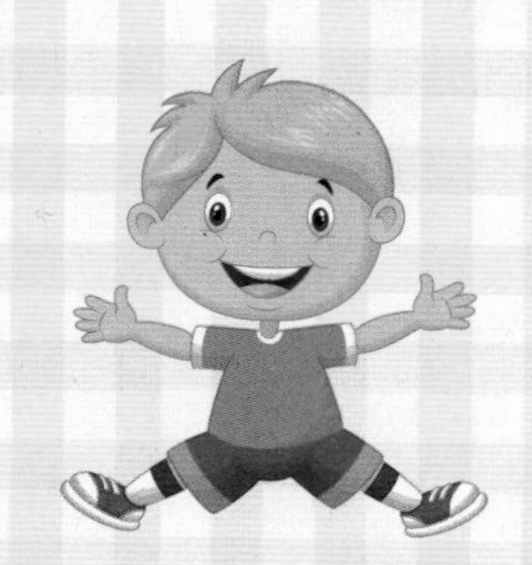

Chapter 3 爱孩子，亲手给孩子做抗过敏营养餐

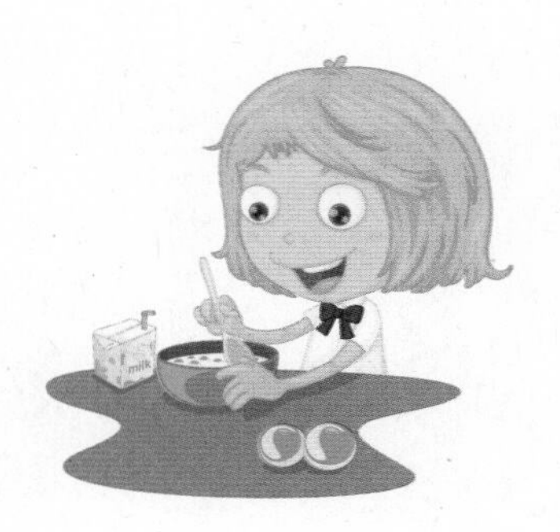

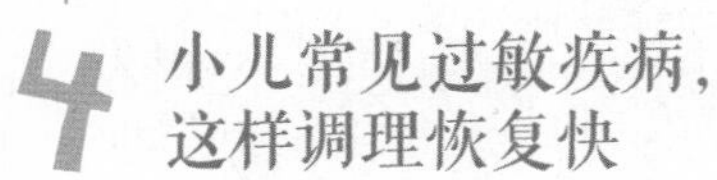

Chapter 4 小儿常见过敏疾病，这样调理恢复快

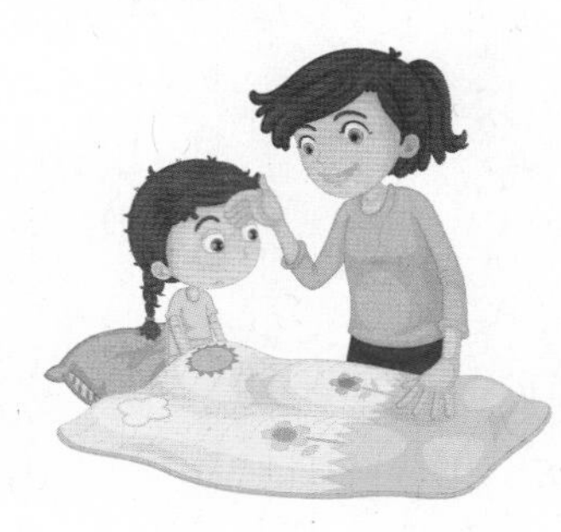

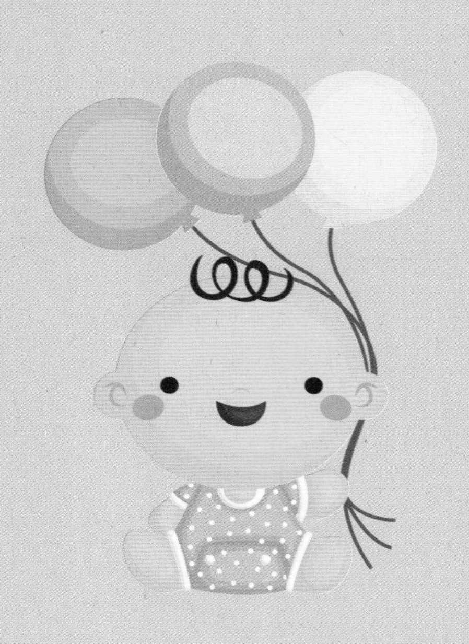

Chapter 1

孩子过敏，父母应具备的常识

孩子抗过敏是一场极需要精心与耐心的“持久战”，对于过敏的不了解让许多家长在这场“战役”中败下阵来，不得不和孩子一起承受抗争失败带来的痛苦后果。本章带您了解过敏的基础知识，探寻过敏预防与治疗的关键，以帮助您的孩子打赢“抗过敏之战”。

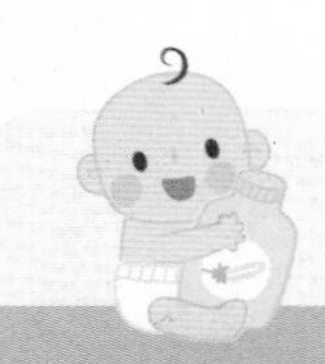

科学认识孩子过敏

对于父母来说，没有什么比看到孩子健康、快乐地长大更幸福的事情了，但生活中总有孩子因为对某种物质或环境过敏而受到伤害。想要帮助孩子有效防止过敏原入侵，父母就必须对过敏有科学的认识。

过敏是身体的超常免疫反应

生活中父母可能经常说起“过敏”这个词，但过敏究竟是一种什么样的疾病？它有着怎样的发病过程？所有过敏反应都是一样的吗？……这些问题相信许多父母都不甚了解。接下来我们就先来认识一下过敏到底是怎么一回事。

什么是过敏

过敏是人体免疫系统对某种外界物质或物理状况产生的异常的、超常的免疫反应。过敏不是免疫功能低下造成的，相反，它是因人体对某种物质免疫功能异常增强而导致的。

一般在正常的免疫反应中，人体会制造强度刚好的抗体来保护身体不受疾病的侵害，但过敏人群的身体会将本来正常无害的物质误认为有害的物质，于是就在身体内部产生了错误的抗体，从而引发一些身体上的特别反应，这被称为过敏反应，引发的物质就被称为过敏原。

过敏反应的四种类型

一般医学上根据过敏反应发生的速度、发病机制和临床特征，将过敏反应分为I型、II型、III型和IV型四种类型。

I型过敏反应：这是较为常见的一种过敏反应，发病急，致敏后大部分在15～20分钟内发生，快的不到1分钟就出现。这种过敏反应主要是特异性IgE抗体介导产生，在临床上表现为荨麻疹、哮喘、腹痛、腹泻和过敏性休克等症状。

II型过敏反应：这种过敏反应发生过程也比较快，是抗体（IgG、IgM）直接作用于相应的细胞或组织上的抗原（如药物），在补体、巨噬细胞等参与下，造成损伤的过敏反应。常见疾病有新生儿溶血病、过敏性白细胞减少、过敏性血小板减少性紫癜等。

III型过敏反应：这种过敏反应是因抗原与相应抗体IgG、IgE结合成抗原–抗体复合物，在一定条件下，沉积在肾小球基膜、血管壁、皮肤或滑膜等组织中，引起沉积部位的损伤。常见疾病有类风湿性关节炎、幼年特发性关节炎、红斑狼疮、过敏性血管炎等。

IV型过敏反应：这种过敏反应的发生是由于过敏原与致敏小淋巴细胞结合，形成细胞因子，这些细胞因子聚集到局部并导致该部位发生病变。其发病缓慢，通常接触过敏原后24～48小时甚至更长时间才发病。常见疾病有接触性皮炎、器官移植的排斥反应等。

过敏的三大途径

过敏原侵入人体诱发过敏反应有以下三大途径，了解了过敏的途径将对防止过敏原入侵有帮助。

胃肠道食入

任何食物都可能引起孩子过敏，常见的食物过敏原有牛奶、鸡蛋清（蛋白）、海鲜等。除了食物以外，服用青霉素、头孢类药物、阿司匹林等药物也能引起过敏。

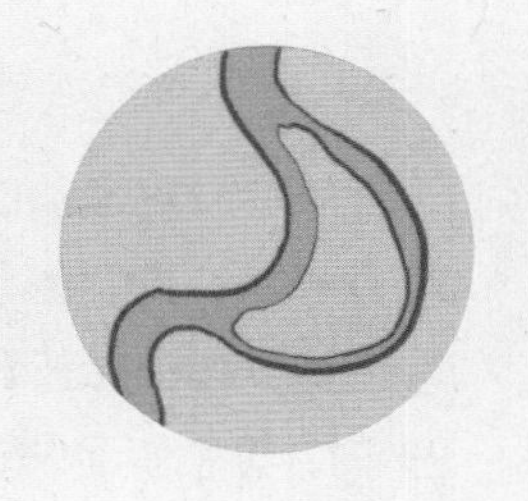

呼吸道吸入

卧具、地毯、沙发中的尘螨，蟑螂的分泌物、虫卵，家养宠物的粪便、皮屑，卫生间、厨房等潮湿环境中的真菌，香水、油漆、除臭剂等的刺激性气味，室外的花粉等都是常见的过敏原，可由呼吸系统侵入人体。

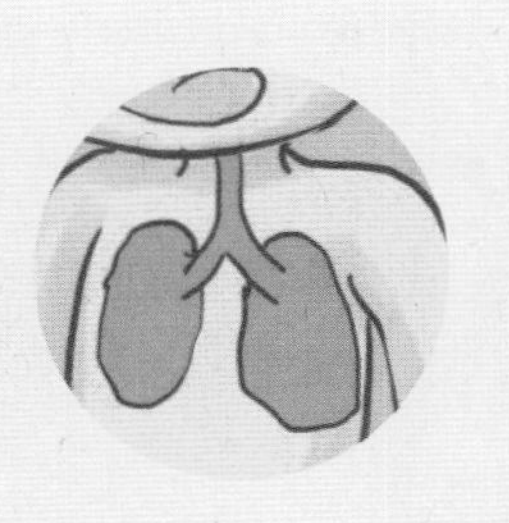

皮肤接触

有的孩子可能对橡胶、金属、洗衣粉、染发剂等物品过敏，在皮肤接触后出现过敏反应。另外，皮肤被蚊虫叮咬也可能使孩子过敏。

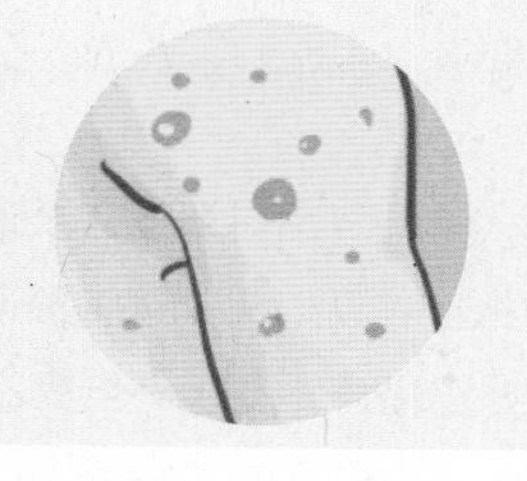

孩子过敏的症状表现

孩子过敏主要影响身体的三大系统：皮肤、消化系统和呼吸系统，其中皮肤和消化系统的表现比较早，如果过敏时间较长就会侵袭呼吸道，引起类似“感冒”的症状。

皮肤的症状表现

许多孩子的过敏以皮肤症状开始，急性过敏（I型过敏反应）表现为皮肤出现红斑、瘙痒或急性荨麻疹，嘴唇、脸部和眼周的浮肿也是过敏的急性表现；慢性的皮肤症状除红斑、瘙痒外，主要为特异性皮炎（湿疹）。

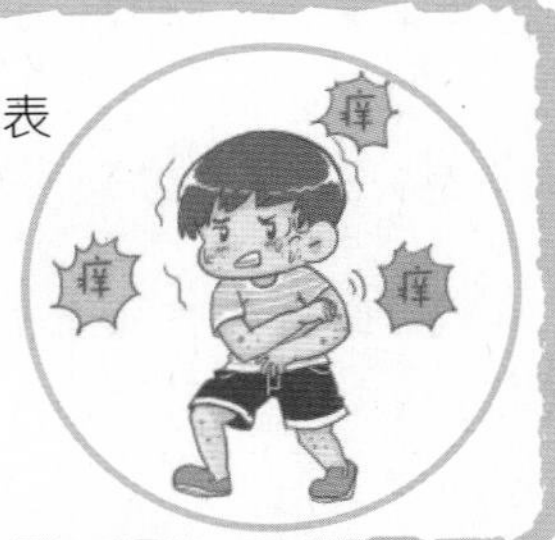

消化系统的症状表现

许多因食物过敏的孩子会出现胃肠道表现，如恶心、呕吐、腹痛、腹泻等，其中腹痛是过敏的早期表现。由于胃肠道症状在一些其他疾病中也会出现，所以在针对孩子其他胃肠疾病的治疗不见效时，应考虑与过敏有关。

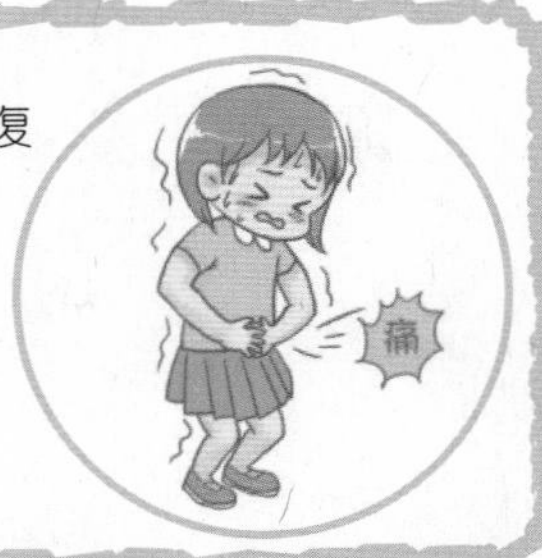

呼吸系统的症状表现

呼吸系统的症状表现分为上呼吸道症状和下呼吸道症状。上呼吸道症状包括鼻痒、打喷嚏、流鼻涕、鼻塞等；下呼吸道症状包括咳嗽、胸闷、喘息、气短等。严重反应特别要警惕呼吸系统症状表现，可能出现窒息、呼吸停止等极其危险的症状。

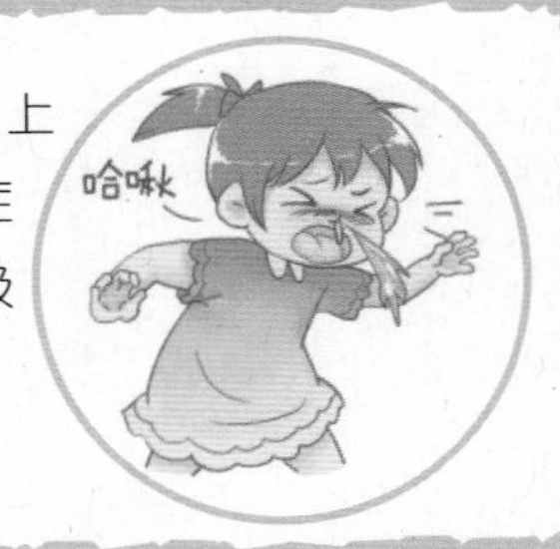

除了上述生理上的表现外，孩子过敏有时还会出现行为上的改变，且不同年龄段的孩子表现不同。比如1岁以内的婴儿会持续哭喊或尖叫、烦躁、极度萎靡或嗜睡等；1～3岁幼儿会莫名其妙地发脾气、过分活跃等；3～6岁儿童可能出现情绪和行为大的突然改变，比如多动、有攻击行为、嗜睡、间歇性讲话困难等。

引起孩子过敏的常见原因

引起孩子过敏的不单单是过敏原，如果是过敏体质，或出现一些其他的促发因素，也容易引起孩子过敏。

过敏原

过敏原是诱发孩子产生过敏反应的主要推手。过敏原的范围实在是太广了，生活中各种各样的过敏原可以说无处不在，比如：

- 食入性过敏原，常见的有牛奶、蛋白、花生、鱼、虾等食物以及某些药物。
- 吸入性过敏原，常见的有花粉、柳絮、尘螨、宠物皮屑等。
- 接触性过敏原，常见的有奶嘴、气球等橡胶制品及金属。

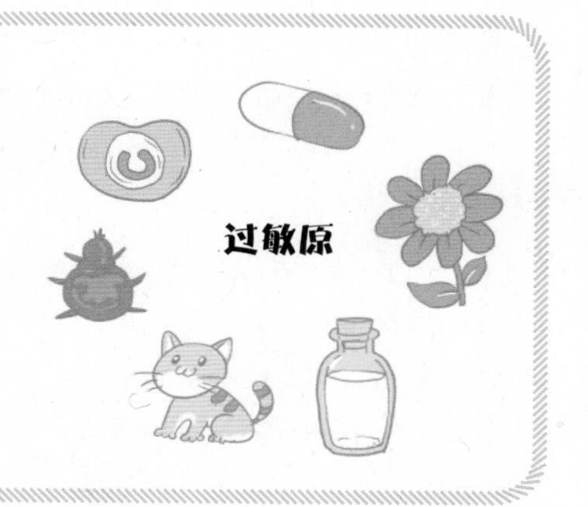

过敏体质

如果说过敏原是诱发过敏反应的外在因素的话，那过敏体质就是内在因素了。一般我们将容易发生过敏反应和患过敏性疾病而又找不到确切发病原因的体质称为过敏体质，偶尔对某种已知因素发生高反应性，不能称作过敏体质。

体质在过敏反应的发生过程中起着重要作用。在面对一些看起来很平常的东西时，正常体质的人可能没什么，过敏体质的孩子却可能因此而患上各种过敏性疾病，比如荨麻疹、湿疹、过敏性哮喘、过敏性皮炎等，让身心饱受折磨。比起正常体质的人，他们不得不更小心翼翼地生活。

促发因素

过敏反应常见的促发因素有运动、情绪激动、恐惧等。运动性过敏即吃了某些食物之后，只要运动就会出现过敏反应，轻则会出现皮肤症状，重则可能会引起休克，如果不运动就不会出现，这种过敏也被称为“食物依赖运动诱发性过敏”。有研究发现，情绪激动、恐惧等也能加重孩子的过敏现象，让孩子保持良好的情绪、避免哭闹，这或许能降低过敏发生的概率。

为何现在的孩子越来越容易过敏

据流行病学调查统计，每5个孩子中就有1人患上过敏性疾病，儿童过敏的发病率比过去大大增加。为什么现在生活越来越好，孩子却越来越容易过敏呢？总的来说，有以下几个方面的原因。

遗传父母的过敏体质

研究表明，过敏体质具有一定的遗传倾向。通常，父母其中一方为过敏体质，孩子就有30%的概率被遗传；如果父母双方都为过敏体质，孩子会有70%的概率成为过敏体质；就算父母都不是过敏体质，但如果父母的兄弟姐妹中有过敏体质者，还是有5%的可能性生下过敏体质的孩子。生活中我们只要留心就容易发现，过敏体质的孩子往往具有过敏性疾病家族史。

肠道菌群没有建立

婴儿发生过敏与早期肠道菌群没有建立密切相关。肠道菌群可以在肠道表面形成保护膜，阻止一些细菌、毒素和未完全消化的食物颗粒进入人体内。胎儿在妈妈体内时，肠道内是无菌的，孩子出生后，肠道菌群需要慢慢建立。在肠道菌群尚未完全建立时，肠道表面没有形成保护膜，一些还不是很细腻的食物颗粒就会迅速穿过肠壁，进入血液中。而人体的血液是不允许未消化的食物进入的，一旦进入，就会被认为是“敌人”而遭到消灭，引起免疫系统的错乱，导致出现过敏。那为什么同样是在出生后才建立起肠道菌群，有的孩子会出现食物过敏，有的孩子就不会呢？这就与接下来分析的几个因素有关。

（1）剖宫产的孩子越来越多。在自然分娩中，新生儿可以接触到妈妈产道内的一些细菌并吞进消化道里，这有利于新生儿尽早建立正常的肠道菌群，大大减少过敏的可能性。而剖宫产的新生儿由于没有接触母体的正常菌群，再加上生产过程中使用抗生素、因剖宫产延迟母乳喂养等一系列原因，影响了出生后肠道健康菌群的定植，过敏的风险也会相应增大。临床研究也显示，无家族过敏史的剖宫产儿，其过敏风险会增加23%，而对于有家族过敏史的剖宫产宝宝，过敏风险将增加3倍。

（2）过早添加配方奶。出生后就接受母乳喂养的孩子，可以通过吸吮乳头将妈妈乳房皮肤上和乳管内的细菌吃到肚子里，让肠道早早接触细菌，建立肠道菌群，而使用消毒奶瓶喝配方奶的孩子无疑就失去了这个机会，肠道菌群建立的时间也会推后。

（3）辅食加得太早。现代生活节奏加快，许多妈妈选择减少母乳喂养，提早给孩子添加辅食。而此时孩子胃肠道功能不成熟，食物分解不完全，大分子过敏原容易从肠壁缝隙进入血液里，导致食物过敏发生率增大。

（4）过度清洁的生活习惯。许多父母生怕孩子感染细菌后生病，在生活中极度要求“干净”，避免孩子接触细菌：常用湿纸巾、免洗洗手液给孩子擦手，孩子的玩具、卧具、食具反复用消毒剂清洁，室内常常使用清洁剂……这些过度清洁的生活习惯，让孩子几乎接触不到细菌，也无法建立起成熟的免疫机制。而且如果长期使用消毒剂，消毒剂的残留物会破坏肠道内的正常菌群，让孩子容易出现过敏。

（5）不合理使用抗生素。在有的父母眼中，抗生素是治病的“法宝”，孩子一感冒发热，就迫不及待地想给孩子使用抗生素。但抗生素其实是“敌我不分”的，它在杀灭有害细菌的同时，也会杀灭对人体有益的细菌，打破肠道菌群平衡，破坏肠道表面已经形成的保护膜，提高过敏风险。而且由病毒感染引起的发热，抗生素是无用的，反而会让孩子恢复得更慢。所以家长们不要把抗生素当成“万能药”，盲目地给孩子使用。

当然不听医嘱擅自减少抗生素用量也是不科学的，如果细菌没被完全杀死，就会慢慢适应，产生耐药性，以后再用同一种抗生素就不管用了，这也会从侧面导致肠道菌群失调，引发食物过敏。家长们一定要遵医嘱使用抗生素。

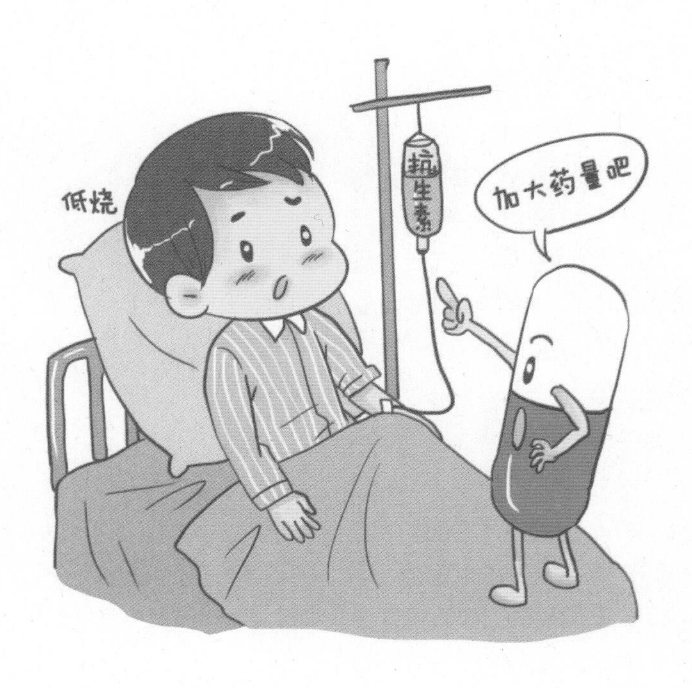

过敏与免疫的关系

免疫，是指机体识别和排除抗原性异物，从而维持机体的生理平衡和稳定的功能。简单来说，免疫就是人体的自我保护能力。为了免受疾病之苦，人体有一个专门的组织系统来主宰和执行机体免疫功能，这个系统就是免疫系统。健全的免疫系统能发挥三大功能：防御功能、稳定功能和监视与清除功能。

免疫防御功能	抵抗细菌、病毒、寄生虫等病原生物的入侵，并消灭它们分泌的毒性产物，从而保护机体不受损害。
免疫稳定功能	及时帮助机体修复、清除衰老和损伤的组织、细胞，以实现免疫系统功能的相对稳定。
免疫监视与清除功能	监视体内突变细胞的产生，并及时清除，以防止这些细胞恶变性及异常增殖。

总而言之，免疫系统的作用就是要排除“异己”、保护自身。而要发挥以上功能，前提就是免疫系统能够有效地识别“自己”和“异己”的成分。一旦免疫系统区分不明的时候，就无法有效发挥以上功能，机体就会产生疾病。当免疫系统亢进时，就会把正常无害的物质和机体自身的正常细胞当作“异己物质”进行攻击，则可发生过敏反应和自身免疫系统疾病（如系统性红斑狼疮）；当免疫功能过低时，则可能认不出入侵的“异物”或已经发生改变的自身成分（如癌变的细胞），可发生免疫缺陷病（如病毒性肝炎）或肿瘤形成。

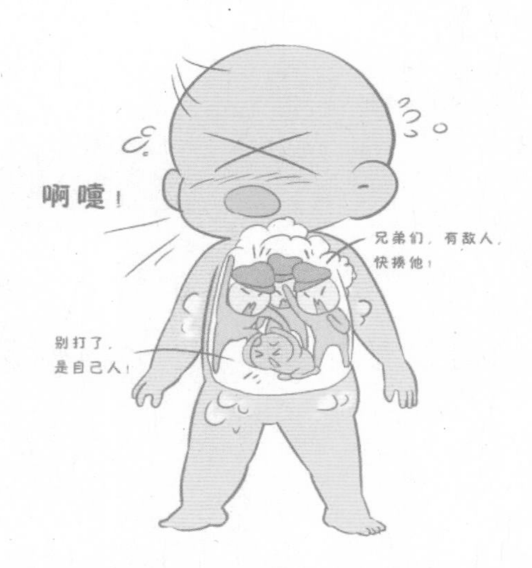

所以说，过敏其实就是免疫系统为保护人体所做出的一系列反应，只不过免疫系统的这种活动是异常的，所产生的反应可能只是暂时的，但有的却会累及某些特定器官及组织，导致某种疾病的发生。这也提醒父母，如果发现孩子反复出现某些症状，或发生某种疾病后久治不愈，不妨考虑是过敏导致的，应及时就医诊断，排查过敏原。

过敏与遗传的关系

过敏是可以遗传的，如果家族中有人有比较严重的过敏性疾病的话，那么这个孩子成为过敏性疾病患者的可能性就比其他孩子大得多。那么，过敏为何会遗传呢？

前面我们已经分析了过敏是免疫力异常引起的，而免疫力分为自然性免疫力和获得性免疫力。自然性免疫力是天生就具有的一种抗病能力，取决于遗传基因，如果父母患有过敏性疾病，其体内的免疫细胞就会遗传给孩子，造成孩子的易过敏体质。获得性免疫力是经后天感染或人工预防接种而获得的，一般非易过敏体质出现过敏症状，常常是因为获得性免疫力发挥作用的结果，且获得性免疫力也可能转变成过敏体质遗传给孩子。

虽然过敏性疾病遗传的预防非常困难，但由于过敏是由遗传和环境两大因素相互作用导致的，因此在日常生活中，父母可以通过改变周围环境，让孩子避免与过敏原接触，从而防治过敏性疾病。随着孩子免疫能力的增强，或者家长有意识地提高孩子对过敏原的耐受性，即使孩子遗传了易过敏基因，也可以有效减少过敏反应的发生。

了解常见的过敏原

减少孩子发生过敏反应和过敏性疾病的一大重点就是减少孩子接触过敏原的机会，那么父母对生活中各种常见的过敏原有清楚的了解就是十分必要的事情了。

常见的过敏原		
食入性过敏原	食物	食物过敏在儿童中是一种特别常见的过敏类型，也是本书重点探讨的内容。容易引起过敏的食物有：牛奶、鸡蛋、花生、黄豆、小麦、燕麦、巧克力、香蕉、芒果、西红柿、牛肉，以及鱼、虾、贝类等海鲜。此外，添加了人工色素、防腐剂、香精等食品添加剂的食物也容易诱发各种过敏性疾病
	药物	容易引起过敏的内服药物包括：解热镇痛药、巴比妥类药物及某些中成药等，父母在给孩子使用这些药物前，一定要向专业医生咨询

常见的过敏原		
吸入式过敏原	尘螨	这是孩子非常容易接触到的一种过敏原，尘螨的分布面很广，窗帘、地毯、枕头、床单、毛绒玩具、吊饰上都可能依附有尘螨，父母要注意家居环境的干燥、清洁
	花粉、柳絮、草子等	这种过敏原漂浮在空气里，随风四处流动，一旦被吸入，就容易刺激鼻腔及咽喉的黏膜，引起过敏反应
	宠物	主要是宠物的毛发、皮屑等，这些东西附着在房子里的物品上面，随着人的走动，它们会被扬起并钻进喉咙，刺激黏膜，引起过敏。此外，宠物的唾液变干后，其中的各种过敏原也会释放出来
	真菌	在厨房、卫生间等温暖、潮湿的地方很容易滋生真菌，它们能释放出极其微小的孢子，被吸入后容易引起呼吸道发痒或呼吸困难的过敏症状
	甲醛	甲醛在一些木质的家具、地板以及洗涤剂中使用较多，它非常容易导致过敏，而且可以致癌
接触式过敏原	金属	最常见的致敏金属是镍，因为它有很好的延展性，被广泛用于厨房金属器具、项链、耳坠、手表、剪刀、衣服装饰等生活用品上
	化纤类衣物	化纤类衣物的纤维原料在加工时使用了化学染料、合成洗涤剂等化学药剂，容易引起过敏性皮炎
	洗涤剂	洗涤剂中含漂白剂、柔顺剂或人工合成香料等成分，可使局部皮肤损伤或改变其渗透性，引起皮肤过敏反应
注入式过敏原	药物	如抗生素（常见的如青霉素）、血清制品、疫苗、造影剂等
	蚊虫	因蚊子、蜜蜂、黄蜂叮蜇而致过敏性疾病

年龄不同，过敏原也有所不同

生活中的过敏原五花八门，不同年龄段的孩子接触的过敏原也有不同，父母了解不同年龄段孩子常见的过敏原，可以更有针对性地做好预防。

- 出生6个月内的孩子饮食结构单一，和外界接触相对较少，如果出现了腹痛、腹泻以及湿疹等疑似过敏症状，父母可以从牛奶上找原因。

- 6个月至1岁的孩子出现过敏多是食物过敏原引起，可能是辅食中添加的食物让孩子出现了过敏反应，常见的有鸡蛋和一些蔬菜、水果等。

- 1～2岁的孩子可能仍然对一些食物过敏，需要父母谨慎地添加辅食，但随着孩子学会走路，探索外界的机会增多，因昆虫、尘土、螨虫、宠物等过敏原及引起过敏的机会大增，父母要注意保持室内环境清洁，减少孩子接触过敏原的机会。

- 随着孩子肠道免疫系统的完善，3～6岁时，孩子食物过敏的症状可能会有所缓解，而更容易对外界的一些吸入式过敏原和接触式过敏原产生过敏反应，如花粉、柳絮、尘螨、灰尘、真菌、冷空气等。

过敏是全身性疾病，危害大

在有的大人看来，过敏是件小事，只是出现打喷嚏、流鼻涕、痛痒等症状，只要不触碰过敏原，过段时间就好了。其实，过敏是全身性疾病，对孩子的危害很大。

生活中，过敏反应以速发型（I型）较为常见，往往通过皮肤、呼吸道、消化道表现出来，常见的有过敏性鼻炎、接触性皮炎、荨麻疹、湿疹四种。就拿过敏性鼻炎来说，如果没有及时医治，可能会并发急、慢性鼻窦炎，严重的还可能影响孩子的听力和嗅觉。另外鼻塞、流涕也会影响睡眠，进而影响孩子的生长发育。表现在皮肤上的过敏症状，可能会让孩子遭到同学的嘲笑和歧视，让孩子产生自卑、易怒等情绪反应，严重影响孩子的心理健康。因此，做父母的一定要认真对待孩子的过敏反应。

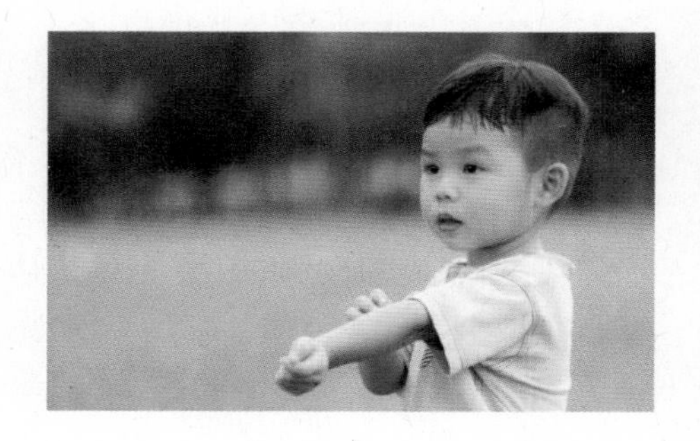

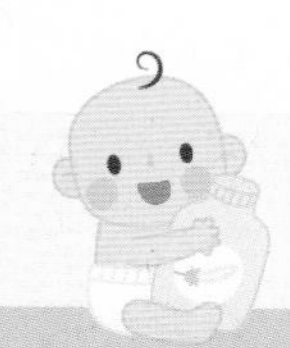

孩子过敏的诊断方法

生活中的过敏原如此之多，让人感到防不胜防，怎样才能知道孩子是因为什么过敏呢？了解孩子过敏的常见诊断措施，可以方便父母配合医生尽可能快速地查找病因、找准过敏原，避免病情加重。

过敏原皮肤点刺试验

皮肤点刺试验是先将过敏原试剂滴在皮肤上，然后用点刺针穿过试剂轻轻刺入皮内，等待一段时间，观察局部皮肤是否出现红肿，根据红肿的程度确定被测试者是否对过敏原试剂过敏以及判定过敏的程度。试验部位通常选在上臂外侧或前臂内侧，为了确定皮肤反应，必须用生理盐水作为阴性对照组。

皮肤点刺试验检测过敏原方便、经济、安全、有效，被检测者无痛楚，就像被蚊子叮了一下，而且可以立即知道结果，但其结果往往会受到药物的影响，如果在测试前服用过抗过敏药物，残留的药物会抑制过敏反应，使检测结果出现假阴性。这种试验方法也不适合2岁以内的孩子，因为每针刺皮肤1次，只能测试1种过敏原，如果想检测10种过敏原，至少要针刺10次，年龄小的孩子在测试时很难自觉地合作。此外他们的免疫系统正处于慢慢建立、逐渐成熟的过程中，检测结果可能无法如实反映真实的过敏情况。对于过敏严重的孩子，也不宜采取这种诊断方式，因为仅仅是接触皮下点刺的微量过敏原，就有可能造成严重的过敏反应。

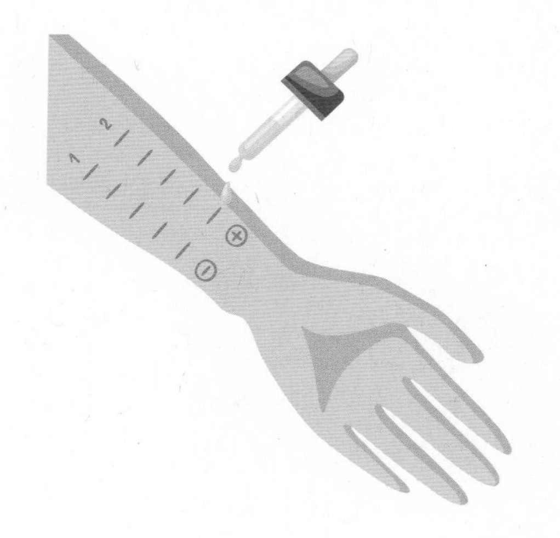

血液IgE检测

血液IgE检测是通过检测孩子体内总IgE和特异性IgE的水平来判断孩子对过敏原的敏感性。这种检测方法提供的过敏原试剂达500种，但由于取血量的限制，每次检测只包括鸡蛋、牛奶、鱼、大豆、肉、海鲜、尘螨、灰尘、花粉等十余种常见致敏物质。

特异性IgE能够准确反映到某种物质上，如花生IgE增高，说明孩子对花生过敏。但是由于血液IgE检测为筛选试验，因此特异性IgE阴性结果并不能完全排除孩子对过敏原的敏感性。所以建议总IgE和特异性IgE同时检测，如果特异性IgE呈阴性，总IgE却增高，说明孩子存在过敏，但没有找到过敏原，需要仔细回想孩子的饮食和接触情况，再进行有针对性的特异性IgE检测。

不过，即使检测出了特异性IgE阳性结果，也不能作为最终临床诊断，医生还必须结合临床表现、实验室结果才能做最后的诊断。而且由于IgE需要在体内达到一定浓度才能被检测出来，所以1岁以内的孩子和过敏反应不足6个月的孩子用此种方法检测，结果不一定是阳性。当然，父母带孩子到医院进行过敏诊断时，医生会根据孩子的具体情况选择适宜的检测方法。

“回避＋激发”试验

不论是皮肤点刺试验还是血液IgE检测，对于发现过敏原都存在一定的局限，这是因为：一来两种方法都是针对的I型过敏反应，但过敏反应还有其他类型，检测结果呈阴性并不代表没有过敏；二来这两种方法每次使用的过敏原试剂毕竟不能涵盖数以千记的过敏原，即使检测不出过敏原，也不能肯定孩子对其他东西不过敏。由此可知，上述过敏原检测也只能给父母提供一些参考而已。

其实还有一种便于家长掌握，且简单有效的发现过敏原的方法，即“回避+激发”试验，先回避怀疑导致过敏的过敏原，待症状减轻后再次尝试接触这种过敏原，通过症状判断孩子是否对该过敏原过敏。

比如，孩子出现了疑似食物过敏的症状，父母可以专门准备一个饮食情况记录本，仔细记录孩子过敏状态与食物关系之间的变化，从中筛选出可疑的食物过敏原。如果孩子的症状不是特别严重，父母可以让孩子先回避疑似过敏原2周时间，待孩子症状消失或减轻后，再给他少量试吃这种食物。如果在72小时内出现和之前相同的症状，那么可以高度怀疑孩子对此种食物过敏；如果孩子在第二次试吃后没有任何过敏症状，那么可以初步排除孩子对该食物过敏。以此类推，这种试验方法可以用于对药物、生活物品或某些环境中过敏原的发现与回避。

温馨提示

如果孩子的过敏症状比较严重，甚至危及生命，父母就不要擅自在家采取“回避＋激发”试验了，而是应该尽快带孩子就医，消除、减轻过敏症状并由医生查找过敏原。

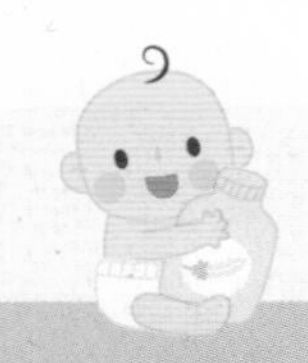

孩子过敏常见的治疗方法

过敏是一种很难根治的疾病，目前较为有效的方法就是找到过敏原并及时回避。除此之外，还有三种治疗过敏的方法：一种是药物对症治疗，一种是对因治疗，还有一种是益生菌疗法。

找到过敏原，并及时回避

由于过敏原是过敏发病的主要因素，所以及早发现过敏原并严格回避过敏原是较为有效的治疗方法。

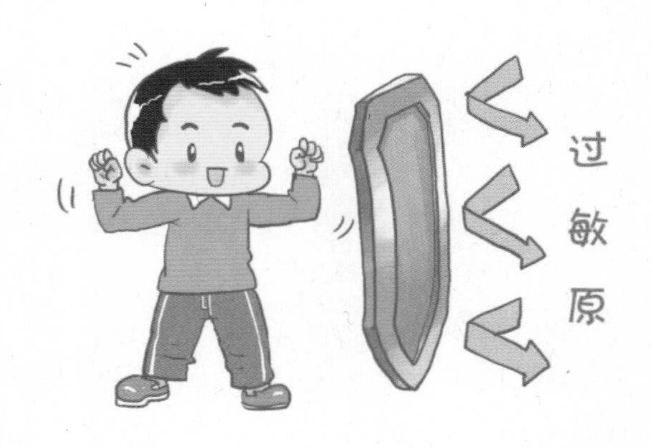

比如，对花粉过敏的孩子在花粉较多的春秋季应尽量减少外出，不去花草植物较多的公园、植物园等地，或在外出时戴口罩；对食物过敏，家长就要在孩子的饮食中果断去除致敏食物或可能含有以该食物为原料的其他食物；对药物过敏，家长就要禁止服用、注射致敏药物，以其他药物代替；对尘螨过敏，家长就要去除家中地毯、织物窗帘、毛绒玩具等，经常用吸尘器清扫屋子，保持室内空气流通，尽量减少尘螨数量。

只要及早找到过敏原，并严格回避，随着孩子免疫系统的逐渐成熟，过敏的情况自然就会慢慢好转，乃至完全根治。

药物治疗，通常只能减轻症状

比较常用的抗过敏药物有抗组胺药（如苯海拉明、氯雷他定）、糖皮质激素（如派瑞松）等。当出现过敏症状时，体内的肥大细胞会释放出组织胺，引起红疹、瘙痒等症状，使用抗组胺药可以抵消组织胺引起的症状，使用激素可以稳定肥大细胞，减少或避免组织胺的释放。这些抗过敏药物起效快速而明显，但通常只能短暂地减轻症状，不能从根本上阻止组织胺的产生，药效往往随着药理作用的降解而消失，需要反复用药才能维持作用，治标不治本，而且不可避免地会产生一定的不良反应。但过敏症状十分危急或未查明过敏原时，由于这些药物能迅速缓解症状，所以有时也不得不采取这种治疗方法。

对因治疗，才能标本兼治

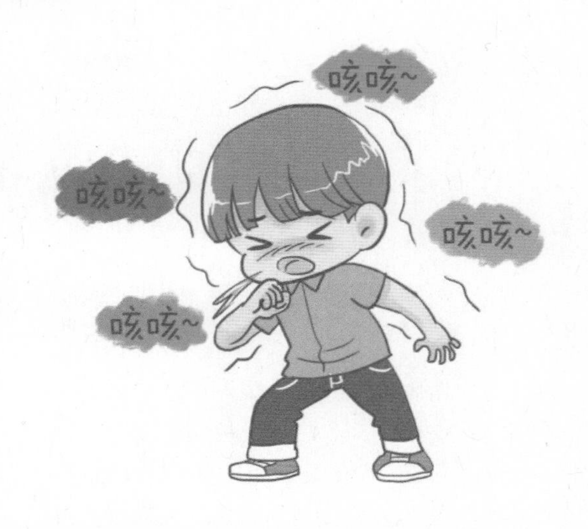

进行对因治疗的前提是找到孩子发生过敏反应的过敏原，脱敏治疗是目前唯一可以影响过敏性疾病自然进程的对因治疗。它是将过敏原配制成不同浓度的提取液，给孩子反复刺激，剂量由小到大，浓度由稀到浓，使孩子对这种过敏原的免疫耐受性提高，以后再接触该过敏原时不再发生过敏反应，或反应的程度明显减轻，对症用药可以大为减少或完全不需要。

脱敏治疗需要的时间比较长，通常需要2～3年才能完成，而且它应用的是经过医学特别加工的过敏原提取液来完成治疗，不是说孩子对花生过敏，就给他一次少吃一点，逐渐加量这么简单。因此，脱敏治疗必须由专业人员来进行，家长不可在家自行尝试。

目前脱敏治疗也有其局限性，它只能适用于5岁以上的孩子，而且不能用于治疗食物过敏和过敏性湿疹，可以适用于患过敏性鼻炎、哮喘和IgE介导明确了吸入性过敏原的孩子。

益生菌的抗过敏作用

补充益生菌一方面可以更多地刺激B细胞产生IgG、IgA和IgM，在抗感染方面发挥作用，在致敏那边“消极怠工”；另一方面，这些肠道细菌可以分泌黏液，在肠壁上形成一层保护膜，不仅能遮挡肠壁缝隙，还能促进食物的消化与吸收，避免未经很好消化的食物颗粒从肠壁缝隙进入血液，引发过敏反应。

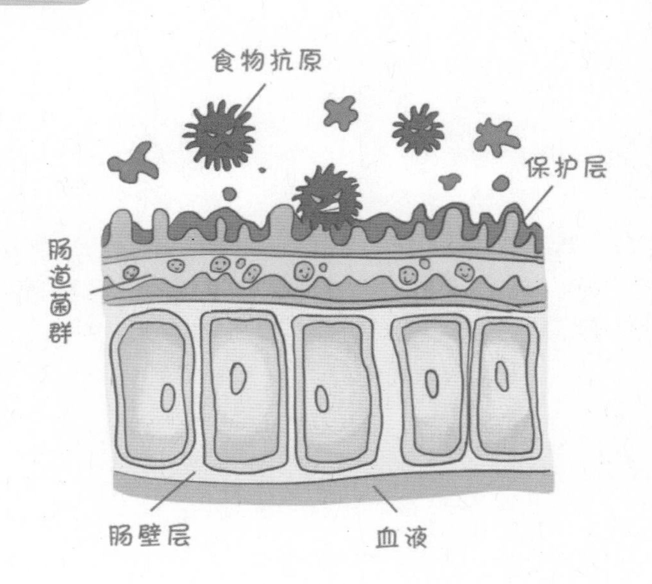

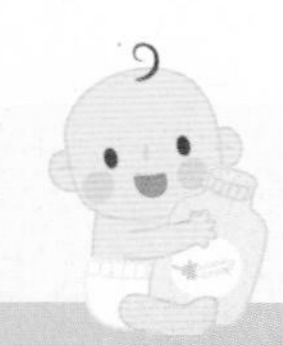

防孩子过敏，做好预防措施很关键

过敏会给人的身心带来难以想象的困扰和折磨，而且很难根治，因此预防就显得尤为关键。做父母的，从孩子还在腹中时就应特别谨慎，为孩子将来不成为过敏儿童打好基础；孩子出生后，喂养、起居等各方面也都要多加注意。

从孕期开始，构建母体低敏环境

孕妈妈在怀孕期间，就要为预防孩子过敏做好准备。孕妈妈可以适当补充益生菌，以利于肠道健康，这能有效降低孩子出生后患过敏性疾病的概率。患有食物过敏的孕妈妈在孕期应尽量回避会引起过敏的食物，这些食物很可能成为孩子将来过敏的导火索。此外，孕妈妈要避免主动或被动吸烟，吸入的烟量越多，孩子发生过敏的概率就越高。总之，从孕期开始，孕妈妈就要尽量为孩子构建一个低敏环境，降低孩子成为过敏儿童的可能性。

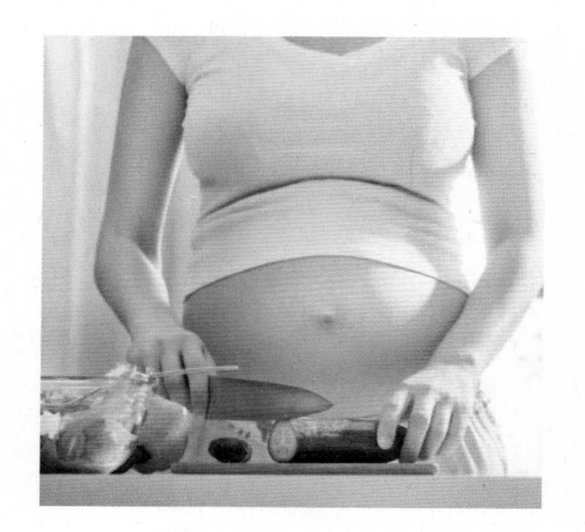

哺乳妈妈应避开过敏原

哺乳妈妈在饮食的选择上需要很谨慎，尤其是高危过敏婴儿的妈妈在哺乳期应尽量避开过敏原。有证据显示，牛奶、鸡蛋、花生和海鲜可引起单纯母乳喂养的宝宝发生不良反应；哺乳时减少鸡蛋、牛奶等的摄入，可相应减少抗原-抗体复合物的传递，降低过敏的发生率和严重程度。所以哺乳妈妈应尽量在膳食中回避这些食物，但这可能带来膳食不均衡的问题，需要听取专业营养师和医生的饮食建议，以确保足够的营养摄入。

孩子的第一口“奶”很重要

想要预防孩子过敏，第一口“奶”很重要，没有比妈妈的奶水更适合初生宝宝的食物了，让孩子远离过敏，就要从母乳喂养开始。

让母乳成为孩子的第一口食物

前面我们已经分析过，孩子在妈妈腹中时，体内是无菌的，出生后母乳喂养可以让孩子吃进一部分细菌，让肠道菌群早早建立，从而减少过敏的可能性。如果喝配方奶，孩子就失去了接触乳房细菌的机会，此时肠道菌群尚未建立，配方奶中的异性蛋白会通过肠道缝隙进入血液，刺激B细胞产生IgE，使机体处于致敏状态，当孩子再次接触配方奶时，就有可能由致敏变成过敏。所以孩子出生后第一口“奶”是吃母乳十分关键。

有的父母担心母乳下得慢，怕把孩子饿坏了，即使认识到母乳喂养可以预防孩子发生过敏，但仍然会把配方奶作为孩子的第一口“奶”。其实父母大可不必过于担心，孩子远比我们想象的“耐饿”。孩子刚出生时的脂肪是灰色脂肪（也叫棕色脂肪），足够维持3天的能量，这给妈妈下奶留下了充裕的时间，不用担心会饿坏孩子而急于喂配方奶，以免增加孩子出现过敏的可能性。

让孩子吃到初乳

母乳对初生宝宝来说，是唯一理想、营养均衡的食物，特别是初乳，营养价值非常高。初乳是妈妈在分娩后5天内分泌的乳汁，呈淡黄色，质地黏稠，量比较少，而且有异味。许多妈妈认为初乳不干净，不让宝宝吃，其实这是错误的。初乳中含有丰富的分泌型免疫球蛋白A以及乳铁蛋白、溶菌酶及抗菌因子等，能够显著增强孩子抗病能力，对于初生宝宝的健康来说，初乳绝对是最重要、最有效、最安全的“预防针”。

合理添辅食，预防孩子过敏的关键一步

虽说母乳喂养是预防孩子食物过敏的有效方法之一，但不能因为担心孩子食物过敏，就迟迟不敢给孩子添加辅食，甚至很多东西都不给孩子吃，这无异于“因噎废食”。因为孩子长到6个月左右时，肠道菌群已基本建立，可以少量接触不同的食物，如果一直不让他接触，等到他再大一些时突然给予大量的刺激，就容易导致过敏。当然，也不能为了增加营养而早早地给孩子添加辅食，此时孩子的消化功能还不健全，也容易引发过敏。掌握添加辅食的合适时间，循序渐进地给孩子添加辅食，是预防孩子过敏的关键一步。

一般在孩子长到6个月大时可以开始添加辅食，此时母乳中的营养已不能完全满足孩子的生长发育所需，需要添加辅食进行补充。合理添加辅食应遵循从一种到多种，从少量到多量，从稀到稠，从细到粗的原则，这样可以让孩子的身体慢慢地接受各种食物，降低发生食物过敏的可能性。

从家居环境开始预防孩子过敏

从家居环境入手，尽可能清除容易导致过敏的过敏原，对于预防孩子过敏有很好的作用，具体方法包括以下几个方面：

保持室内环境干燥、洁净

尘螨是主要的室内过敏原，在家居环境中，尘螨可以说是无孔不入，而且在阴暗潮湿的环境中会繁殖得很快。保持室内环境干燥、洁净可以减少尘螨的生活空间。

- 家中要保持空气流通，经常开窗换气。
- 合理、正确地使用加湿器，也可以利用空调的除湿功能降低室内湿度，空调过滤网要定期清洗。
- 家中的地毯、窗帘、衣被、孩子的毛绒玩具等要经常清洗、晾晒。
- 经常用吸尘器打扫室内卫生，勤擦拭物体表面，及时清理垃圾等。

做好这些可以有效减少尘螨的数量，减少这类过敏原对孩子的刺激。需要提醒父母们注意的是，家居环境也不要过于洁净，不要过度依赖杀菌消毒的清洁产品，过于清洁的环境反而会拖延甚至阻碍孩子肠道内正常菌群的生成，从而增加过敏的风险。

减少烟雾及其他刺激性气体

香烟、油烟及杀虫剂、空气清新剂等产生的气雾会刺激孩子呼吸道，引发或加重过敏反应。为了孩子的健康，家长要注意减少家中的烟雾及其他刺激性气体。

- 爱抽烟的家长最好自觉戒烟，无法完全戒掉的话至少要做到不在室内吸烟，平时也不要带孩子到不限制吸烟的公共场所。
- 家里做饭尽量选用无烟炊具，炒菜时应使用抽油烟机将油烟排出。
- 孩子在室内时不要使用杀虫剂、空气清新剂，刚喷完杀虫剂、空气清新剂不要让孩子立即进入，间隔一段时间开窗换气后再让孩子进屋。

家有过敏体质的孩子不宜养宠物

宠物的皮屑及其代谢产物很容易诱发过敏反应，因此家中最好不要养有皮毛的宠物，尤其是有过敏体质孩子的家庭，可以饲养一些不会致敏的宠物，如乌龟、热带鱼等。如果一定要饲养有皮毛的宠物，应注意以下几点：

- 限制宠物的活动范围，不要让它进入卧室。
- 经常给它洗澡，并清洗它的餐具、卧具等用品。
- 经常用吸尘器认真打扫屋子每个角落，清除皮毛碎屑。

让孩子保持良好的情绪状态

过敏与人的情绪有很大的关系，对于易过敏的孩子来说，激动、紧张、愤怒等情绪容易诱发和加重过敏症状。在生活中，不难发现当人恐惧时，过敏性哮喘等疾病就会突然发作；在感到紧张、压力大时，可能出现反反复复的红疹、瘙痒，这些都是情绪影响过敏的表现。孩子养心与养身同样重要，父母要注意从小让孩子保持良好的情绪。

- 平时可以多陪孩子一起阅读一些有助于控制情绪的书籍。
- 经常陪孩子一起出门打打球、跑跑步，做些体育锻炼，既能拉近亲子距离，又能平和心态。
- 鼓励孩子与其他小伙伴交往，共同玩耍。
- 多与孩子沟通、交流，向孩子表达自己的关心、爱护和理解，帮助孩子化解不良情绪。

温馨提示

家长不要为了让孩子保持良好的情绪状态而让孩子长时间剧烈运动，“疯玩”会使他过度兴奋、情绪过于激动，这对预防和减轻过敏症状没有帮助。

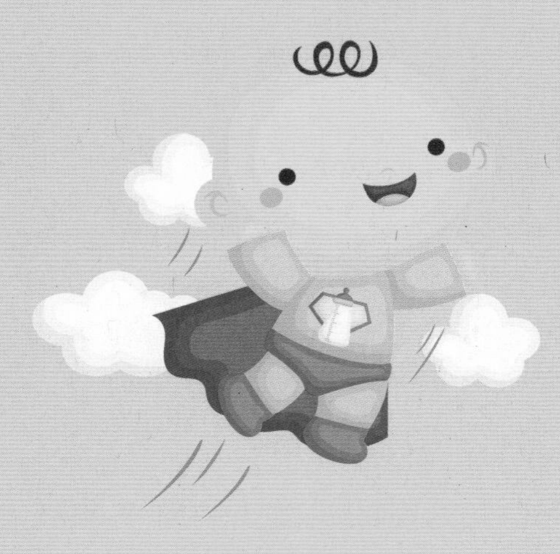

Chapter 2

重视食物过敏，让孩子少受罪

0 ~ 6 岁孩子是食物过敏的多发人群，孩子每天都要接触各种各样的食物，预防五花八门的食物过敏原入侵成为迫在眉睫的事。本章带您了解常见的食物过敏原，掌握孩子食物过敏诊断与治疗的方法，以帮助您尽可能让孩子摆脱食物过敏的困扰。

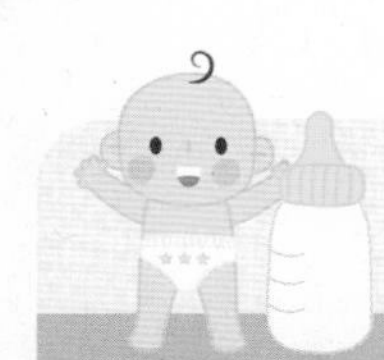

孩子过敏，主要是食物过敏

食物过敏在儿童中的比例是非常高的，而且婴儿时期更为常见。有研究发现，每100个中国宝宝中就有8个对食物过敏。如果父母对食物过敏不够了解，那很可能会在无意中让孩子走入食物过敏的危险领域。

什么是食物过敏

食物过敏是由于某种食物或食品添加剂等引起的免疫系统的异常反应。IgE介导的食物过敏是较为常见的过敏类型，身体初次接触过敏原之后，刺激B细胞产生抗体IgE，它能与肥大细胞或嗜碱性粒细胞结合，这些细胞内含有大量“组织胺颗粒”与炎性介质，当再次接触过敏原时，这些“组织胺颗粒”与炎性介质便会脱离细胞，变成组织胺释放出来，引起毛细血管扩张、血管壁通透性增加、平滑肌痉挛、纤腺体分泌增加等，出现皮疹、瘙痒、腹泻、腹痛等症状。

孩子较成人更容易发生食物过敏

食物过敏的发生率在孩子身上比成人高，这是因为孩子出生后开始接受大量新的食物抗原，而在2岁以内孩子肠道蛋白水解酶的活性都没有达到成人水平，加上肠道的屏障功能不完善，进食的大分子容易透过肠壁缝隙进入血液中，诱发异常的免疫反应，因此孩子较成人更容易发生食物过敏。而且有一些宝宝，他们相对于一般的孩子来说，发生食物过敏的概率更高，生活中父母要加倍留心。

妈妈在孕期饮食不当的孩子
父母患有过敏性疾病的孩子
母乳喂养不当的孩子
家中过于清洁的孩子
胃肠功能不佳的孩子
家中有人吸烟的孩子
添加辅食不合理的孩子
经常情绪不佳的孩子
出生在春季或冬季的孩子

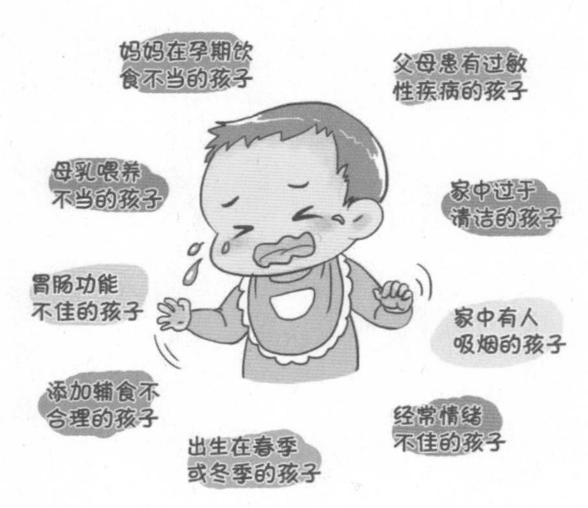

儿童食物过敏的常见反应

食物过敏可能引发全身的一系列症状，由于胃肠道系统是首先大量接触食物过敏原的部位，所以胃肠道症状往往是孩子早期食物过敏的常见表现。此外，食物过敏还可能引发呼吸道症状、皮肤表现等，严重的甚至会引起过敏性休克。

儿童食物过敏的常见反应		
胃肠道反应	口腔过敏综合征	这是一种典型的食物过敏反应，通常表现为孩子在接触食物过敏原几分钟后，出现口咽部如唇、舌、上颚和咽喉部瘙痒、刺痛和红肿，严重时可能累及全身
	婴儿肠绞痛	如果婴儿经常在夜间不能安睡，持久性地哭闹，双腿蜷缩并伴有腹胀及肛门排气过多，经对症治疗效果不明显，那就要考虑可能是食物过敏导致的婴儿肠绞痛
	腹泻	腹泻是常见的食物过敏症状，水样便、糊样便都可能发生，每日次数不等。需要注意的是，过敏性直肠结肠炎是婴儿中常见的因食物过敏引起的过敏性疾病，这类患儿大便中带血丝，有的父母会误以为孩子得了痢疾而反复使用抗生素。一般这类患儿的身体、精神、进食和睡眠状况良好，没有排便苦恼、疼痛的表现
	其他胃肠道反应	其他胃肠道反应如恶心、呕吐、腹痛、腹胀等。没有语言表达能力的婴儿尚不能描述身体的不适，可能因胃肠道症状带来的不适表现出拒绝吃奶、吃奶后哭闹，严重的会引起喂养困难，体重增长缓慢
皮肤表现	荨麻疹	荨麻疹是孩子食物过敏最常见的皮肤表现，这种皮肤表现通常发病急，一般在孩子接触了某种食物过敏原后，皮肤上突然出现大小不等的淡红或苍白的疹块，常伴有奇痒难忍，一般在 24 小时内消退，退后不留痕迹
	湿疹	湿疹是一种常见的炎症性皮肤病，其特点为多形性皮疹，患儿往往有剧烈瘙痒，湿疹容易反复发作，病程长

儿童食物过敏的常见反应		
呼吸道反应	喉头水肿	如果孩子在吃了容易引起过敏的食物后，出现呼吸不畅、咳嗽、喉部有“咝咝”的喘鸣音，这可能是食物过敏所引起的喉头水肿所致，喉头水肿严重时可引起急性呼吸衰竭导致死亡，父母一定要及时将孩子送医诊治
	过敏性鼻炎	幼儿时期，引起过敏性鼻炎的食物过敏原主要是牛奶和鸡蛋，儿童过敏性鼻炎的常见症状为鼻塞、鼻痒、流涕、打喷嚏等
	哮喘	哮喘通常表现为反复发作的喘息、气促、胸闷和咳嗽等症状。能够引起哮喘的因素很多，其中一个原因需要引起父母重视，就是婴幼儿时期食物过敏如果没有得到正确治疗，时间长了就会出现哮喘等一系列过敏性疾病
全身过敏反应	过敏性休克	过敏性休克是最危险、最严重的全身过敏反应。如果孩子在接触食物过敏原后突然出现全身不适，如面色苍白、呼吸急促或呼吸不畅、意识障碍等，父母应高度怀疑孩子是否出现了过敏性休克，此时应立即拨打急救电话并采取急救措施：让孩子就地平躺，通过摆放身体位置、人工呼吸等手段保证孩子呼吸畅通；如发生心搏骤停，立即进行心肺复苏

及时发现孩子食物过敏

父母平时应注意观察孩子进食后的表现，孩子一旦出现食物过敏，家长应立即让孩子停止食用过敏的食物，并根据孩子的症状表现进行相应的处理，以防病情发展严重。

但是由于食物过敏的很多症状表现都不是它所特有的，其他疾病也会出现这些症状，这就给父母在鉴别上造成了一定的困难，可能第一时间想到的病因不是食物过敏，因而没能让孩子立即脱离过敏原，导致病程延长或加重。不过，家长可以通过下面的方法做一个初步的判断。

如果孩子是因为食物过敏而出现的症状，都有一个共同点，就是跟进食有关。如果吃了某种食物后发生过敏反应，停止吃这种食物后症状就自行得到缓解，这种情况多半就是食物过敏惹的祸。而且，因为食物过敏引起的症状通常都会在72小时内发生，如果超过这个时间点，就可能是其他原因引起的。

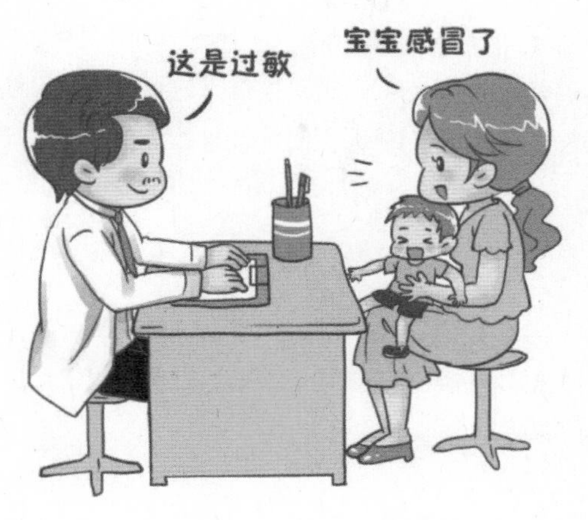

食物不耐受不等于食物过敏

食物过敏和食物不耐受同为食物不良反应，在某些症状表现上具有相似之处，比如腹胀、腹泻、呕吐等，因此现实生活中，往往有家长将食物不耐受与食物过敏混淆。事实上，食物不耐受与食物过敏并不是一回事。

- 食物过敏与免疫有关，有免疫介导的参与；而食物不耐受与人的免疫功能没什么关系，是因为食物直接刺激而导致人出现某种反应。
- 食物过敏起病迅速，可在摄入过敏原后不到1分钟就出现；而食物不耐受发生较慢，一般在餐后30分钟之后才出现。
- 食物过敏的症状表现十分多样化，除了消化道症状以外，还有皮肤、呼吸道甚至全身表现等；而食物不耐受多为消化道症状。
- 如果对某种食物过敏，则不管这种食物以何种形态出现都会过敏；对某种食物不耐受，可能改变加工或烹饪方式就不会出现不耐受的情况。
- 如果对某种食物过敏，只要一接触到这种食物就会过敏，与吃多吃少没有关系；而食物不耐受与食量有密切关系：吃得越少，不耐受的表现就越轻；吃得越多，不耐受的表现就越严重。

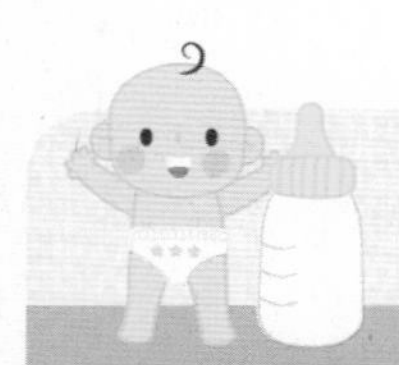

易引起孩子过敏的常见食物

过敏会给孩子的身心健康都带来不利，也给父母增添了不少烦恼。家长们一定想知道哪些食物容易引起孩子过敏，从而在饮食上多加注意，以降低孩子过敏的可能性。下面我们就来介绍一下易引起孩子过敏的常见食物。

牛奶

牛奶过敏是孩子出生后第1年经常发生的食物过敏，据统计，大约有2.5%的婴儿在出生后会出现不同程度的牛奶过敏现象。

什么是牛奶过敏

婴儿牛奶过敏，实际上是对牛奶中的蛋白质过敏，也就是说，是婴儿体内的免疫系统误把正常摄入的牛奶蛋白当成入侵的“敌人”应对导致的结果。由于6个月以内的婴儿消化系统和免疫系统都尚未发育完成，因此这段时间也是孩子对牛奶较为敏感的时期；一般2岁以后，这些幼儿大部分都不再对牛奶过敏。

对牛奶过敏的孩子在接触配方奶或其他含有牛奶成分的食物时，会突然出现腹痛、腹胀、腹泻、皮疹、呕吐等，严重时甚至出现哮喘、大便带血。怀疑孩子对牛奶过敏，可以带着他到医院请医生做专门的检查。

牛奶过敏如何预防

母乳喂养是比较有效的防止孩子发生牛奶过敏的方式。因为母乳中的蛋白质对孩子来说是同种蛋白质，只有极少数的孩子对母乳过敏；孩子吸吮妈妈乳头时，可以吃进妈妈乳房上的一部分细菌，有助于建立健康的肠道菌群，从而降低过敏的风险。世界卫生组织建议，孩子出生后应纯母乳喂养至少6个月。

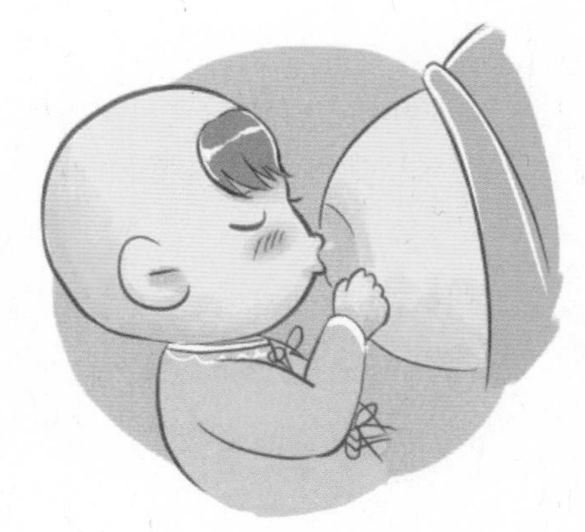

母乳喂养是预防牛奶过敏的有效方式

孩子牛奶过敏怎么办

有的孩子因为妈妈乳汁不足或其他原因不得不进行混合喂养或人工喂养，如果发生了牛奶蛋白过敏，目前唯一有效的方法是回避牛奶蛋白。但这并不意味着孩子就告别了配方奶，家长可以选择蛋白质已经处理过的深度水解配方奶或氨基酸配方奶来喂养宝宝，这样不会诱发异常免疫反应，具体的喂养方法我们将在后面详细介绍。

为什么母乳喂养的孩子会牛奶蛋白过敏

有的孩子明明是母乳喂养，却还是出现了牛奶蛋白过敏，现实生活中就有过这样的例子：一个足月顺产的宝宝，出生后头几天因为妈妈乳汁分泌比较少，家人担心孩子吃不饱，就给他加了一些配方奶。1周后妈妈泌乳量增加，就给孩子停掉了配方奶，此后一直都是母乳喂养。结果宝宝的大便出现了异常，每天大便4～5次，大便呈黄色稀糊状，经常带鲜红色血丝，有时带黏液，但宝宝的身长、体重等发育情况都正常。经医生诊断，宝宝是因为对牛奶蛋白过敏而引起了过敏性直肠结肠炎。

那么为什么母乳喂养的孩子会出现牛奶蛋白过敏呢？原因比较复杂，其中与孩子出生后立即吃过配方奶有莫大的关系，可能也与妈妈哺乳期间的饮食有关。前面我们已经分析过，如果孩子出生后吃的第一口奶是配方奶，就容易让孩子的身体处于致敏状态，即使之后再改由母乳喂养，但是当妈妈吃了含有牛奶蛋白的食物（如牛奶及其制品）之后，牛奶蛋白经消化分解后的某些产物（如肽段）可能会有少量进入乳汁，孩子吃了这样的乳汁之后就可能由致敏变成过敏。

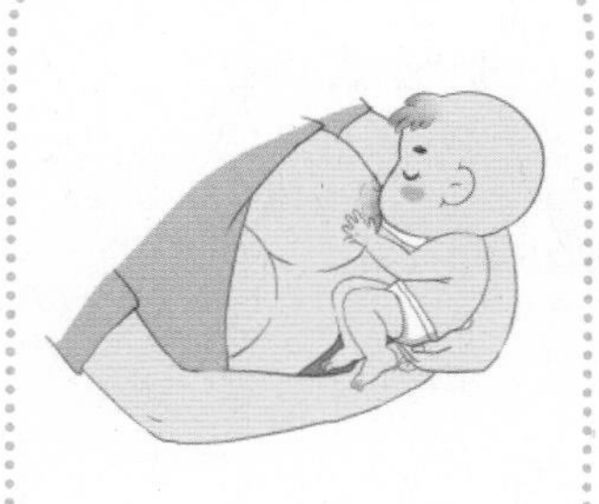

对于母乳喂养出现牛奶蛋白过敏的孩子，妈妈不要想当然地轻易停掉母乳，应该继续进行母乳喂养。

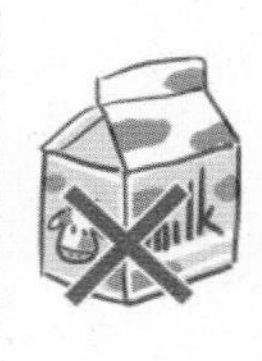

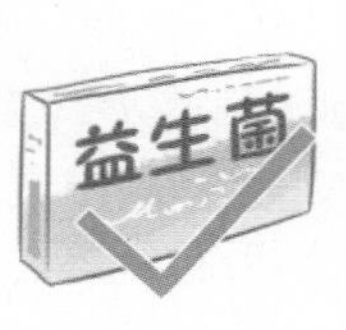

妈妈应在自己的饮食中回避所有牛奶及奶制品，可以通过钙剂补充营养需求；同时，建议给孩子停掉所有添加剂，使用有效益生菌。

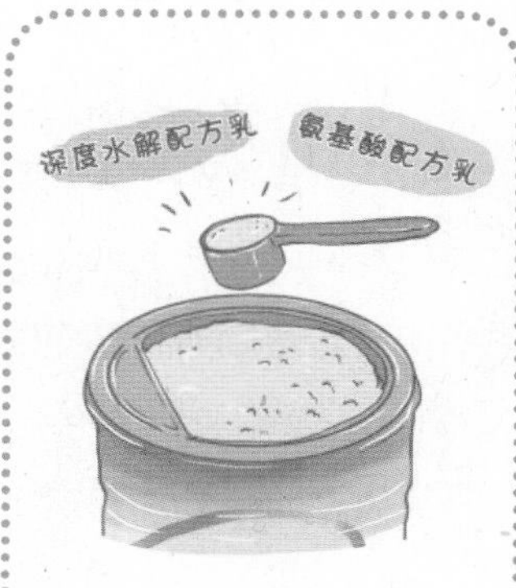

如果宝宝的症状严重，则需要遵医嘱使用氨基酸配方奶或深度水解配方奶喂养一段时间。

鸡蛋

鸡蛋原本是营养很丰富的食物，但是对于刚开始添加辅食的宝宝来说，是很容易引发过敏的“祸首”，所以父母给孩子吃鸡蛋需要十分小心。

鸡蛋过敏的主要过敏原是蛋清

鸡蛋过敏是孩子身体里的免疫系统对鸡蛋的异常反应所致。鸡蛋中引起过敏的成分主要存在于蛋清中，蛋清中含有多种蛋白质，目前发现其中4种蛋白成分能与人类血清结合引起过敏反应。因此蛋清是鸡蛋过敏的主要过敏原。

一般鸡蛋过敏发生在进食鸡蛋或含有鸡蛋的食物后的几小时到几天。大多数宝宝表现为消化道、呼吸道、皮肤症状，严重的会引起哮喘，甚至导致过敏性休克，家长要引起警惕。

鸡蛋过敏的防治

回避鸡蛋是目前最好的选择，当然更为重要的是一开始就要做好预防。

- 在鸡蛋过敏的预防中，合理添加辅食十分关键。一般不建议将鸡蛋作为添加辅食的首选，可在添加其他辅食后试着给宝宝吃少量蛋黄泥，逐渐加量，从1/8到1/4，再到1/2、3/4，直到添加整个蛋黄；至于蛋白，最好等1岁以后再添加。

- 适当补充益生菌有助于平衡和稳定孩子的肠道菌群，可以减少和减轻鸡蛋等食物过敏的症状。

- 在孩子患有胃肠道疾病及发热性疾病时，最好不要给他吃鸡蛋，这时肠道的屏障作用较弱，鸡蛋的蛋白质成分容易穿过肠壁进入血液中，引起免疫系统异常反应。

- 一旦确定孩子对鸡蛋过敏，就要让孩子在饮食中回避鸡蛋；父母平时应也要注意了解食物制品的成分，不要让孩子进食鸡蛋加工的食物；同时还要配合医生或营养师的指导调整孩子膳食，避免营养不良。

- 研究显示，对鸡蛋过敏的儿童，临床症状大多在5～7岁时消失，父母可以等5岁以后再尝试让孩子吃鸡蛋，当然也有人对鸡蛋终生过敏。

许多父母热衷于为孩子准备的海鲜类食物，尤其是三文鱼、金枪鱼等海鱼，不仅因为它们口感好，还因为它们含有能够促进孩子大脑发育的Ω-3脂肪酸，有益其生长发育。但有的孩子食用后会出现过敏反应。下面以鱼为例介绍儿童海鲜过敏的情况。

孩子吃鱼过敏的原因

对鱼过敏，主要是对鱼体内的组胺过敏。像金枪鱼、秋刀鱼、鲭鱼、沙丁鱼、清鲅鱼等青皮红肉的海鱼及淡水鲤鱼，它们体内含有较高的组氨酸，经组氨酸脱羧酶的作用脱羧，最后会变成组胺。如果孩子体内缺少可以分解鱼肉中组胺的酵素，一旦食用这些鱼类，鱼肉中的组胺被人体吸收，进入免疫系统，就会引发过敏现象：有的孩子会出现脸部潮红、皮肤过敏、眼结膜充血，并有头痛、头晕、心悸、口渴、喉咙烧灼和嘴唇红肿等症状；还有的孩子会出现四肢麻木、全身无力、烦躁不安等症状；更严重的还可能出现哮喘、呼吸困难、晕厥等症状。

减少鱼类组胺过敏的方法

为了减少鱼类组胺对孩子免疫系统的刺激，父母平时在给孩子吃鱼时应注意以下方面：

- 许多专家建议，等孩子满1周岁以后再在他的辅食中加入鱼类，此时孩子的免疫系统和消化系统发展得更好，更容易接受鱼肉；如果有家族过敏史，则建议至少等到孩子3岁后再吃鱼。
- 鱼越不新鲜组胺含量越多，因此父母一定要购买新鲜的鱼，买回家后要及时处理干净并烹调，不要长时间存放。
- 在制作鱼类食物时加适量的雪里蕻或红果，可使鱼中组胺下降一半以上，能降低鱼类致敏的可能性。
- 常用的鱼类烹调方式如清蒸、红烧等，降低组胺的能力有限，这时可以加入适量的食醋，可有效降低组胺含量。
- 父母要积极查找孩子对哪种鱼过敏，一旦确定，可以通过停止吃这种鱼来避免过敏，可以改吃其他不过敏的鱼类。

小麦

小麦及其制品广泛地出现在我们的日常饮食中，它是一种重要的能量和食物蛋白来源，但它也是容易引起过敏的8类常见食物之一。

小麦中蛋白质的含量约占10%，是小麦中重要的营养物质。小麦蛋白根据其溶解性可分为清蛋白、球蛋白、醇溶蛋白、谷蛋白，不同种类、不同分子量的小麦蛋白都有可能对人体致敏。小麦过敏会影响内脏、呼吸道与皮肤的健康，引起“小麦依赖运动诱发过敏性休克”，即患者在食用小麦后6小时内运动会发生严重的过敏性休克，还有麻风皮肤病、乳糜泻等。根据北京协和医院变态反应科历时15年的研究，在中国，小麦造成的过敏性休克是最多的，占总诱因的37%，因此家长必须对小麦过敏引起重视。

有效防止小麦过敏的方法还是避免接触过敏原，但是由于现在许多食物的组成十分复杂，食物配料多样化，致敏成分在日常膳食中广泛存在，让人防不胜防。家长在选购食物时一定要多加注意，如果孩子对小麦过敏，就要选择没有小麦过敏原的食物。

大豆

在植物蛋白来源中，大豆占有非常重要的地位，它含有丰富的蛋白质，具有很高的营养价值。但有一部分人无法从中获益，因为他们对大豆及其制品过敏。

目前已经查明的大豆中能引起过敏反应的过敏原有将近15种，能够通过摄取或吸入的途径进入人体，引起口周出现红斑、嘴唇变肿、舌咽肿、恶心、呕吐和皮肤瘙痒等过敏反应，一般不会危及人的生命。

根除大豆引起的过敏目前还没有有效的治疗方法，如果孩子过敏，父母只能让他避免食用大豆、大豆制品以及含有大豆成分的食物。但大豆的营养比较丰富，如果回避了这种食物，父母要注意用其他食物替代补充孩子的营养所需。

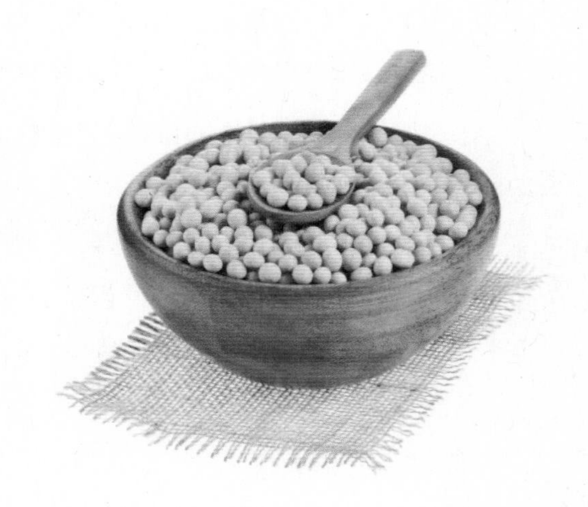

花生

花生是深受许多孩子喜欢的食物，但它也是十分容易造成过敏的食物。据统计，食物过敏的人群中有30%的人对花生过敏。

花生过敏同牛奶、鸡蛋等食物过敏原一样，花生过敏也是由于其中的特殊蛋白诱发了免疫系统的异常反应。花生过敏除了可引起腹痛、腹泻、恶心、呕吐、口腔过敏综合征以外，还可导致许多非常严重的过敏反应，如喉咙肿胀、气管剧烈收缩、血压降低、休克等。

对花生过敏的孩子需要在饮食上回避过敏原，但花生可能出现在很多种食物中，让人防不胜防，家长应注意：

- 不要让花生过敏的孩子食用花生和任何含有花生成分的食物，哺乳的妈妈自己也要回避花生。
- 让孩子养成良好的饮食习惯，不要进食成分不明的零食，不随意在外就餐。
- 如果孩子需要在外面的餐厅或学校用餐，一定将孩子对花生过敏的情况告知服务员、老师。
- 父母应掌握应对严重过敏反应的方法，比如及时给孩子服用抗过敏药物、出现过敏性休克时的家庭急救措施等。

部分蔬菜、水果

蔬菜、水果是我们日常生活中再平常不过的食物了，但是有许多孩子在吃了西红柿、芹菜、芒果、猕猴桃等蔬菜、水果后出现过敏的症状，只是由于带来的危害没有牛奶、小麦等严重，因而很容易就被父母忽视。

蔬菜、水果导致食物过敏主要是有以下四个方面的原因：

对光感性物质过敏

光感性物质是一种能够增加人体对日光敏感度的物质，如果人食用了含有这种物质的食物，当食物被人体吸收后，所含的光感性物质会进入皮肤，再被日光照射，就容易产生过敏反应。由光感性物质引发的过敏反应主要表现在皮肤上，表现为皮肤红肿、起疹等过敏症状。

光感性物质常见于绿色蔬菜中，一般蔬菜中的油菜、芥菜、灰菜、莴苣、芹菜、菠菜、香菜等，水果中的芒果、菠萝、无花果、柑橘、柠檬等都具有光感性。过敏体质的孩子，应尽量减少食用光感性食物，尤其是在日光强烈的时候，食用后应注意避免日照。

对蛋白酶过敏

蛋白酶是一种催化蛋白质水解的酶类，它可使胃肠黏膜的通透性增强，让胃肠内的大分子异体蛋白质得以渗入血液，导致免疫系统产生异常反应。

蛋白酶在一些水果中可以轻易找到，像菠萝蛋白酶就是引发菠萝过敏的主要成分。一些过敏体质的孩子在食用菠萝后，如果迅速出现腹痛、恶心、呕吐、荨麻疹、头痛、头晕等症状，就极有可能是发生了菠萝过敏。

有过敏体质的孩子，平时要少吃无花果、猕猴桃、木瓜、菠萝等蛋白酶含量高的水果；年幼的孩子在食用这些水果后，父母要注意观察孩子的表现，一般因蛋白酶引发的过敏起病急、症状明显，容易发现，严重的话可能会引起血压下降、导致过敏性休克，对此父母要引起重视。

对蔬菜、水果沾染的花粉过敏

新鲜的蔬菜、水果上可能沾有花粉，尤其是香蕉、黄瓜、南瓜等水果和蔬菜，对花粉过敏的孩子接触后可能会引发过敏反应。父母平时要多加注意，最好不要让容易过敏的孩子接触没有清洗过的水果、蔬菜，同时将蔬菜烹熟给孩子吃，这样可以尽量减少因食物沾有花粉而引起的过敏反应。

对其他致敏物质过敏

现在许多蔬菜、水果在生长过程中，被广泛使用化肥、除草剂、杀虫剂、催熟剂等，加之作物生长环境和水源污染，使其所含致敏物质增多，容易引发过敏反应。

父母在选购蔬菜、水果时，应以远郊污染少的地区种植的为佳；买回来的蔬菜、水果，最好在清水中浸泡一段时间，这样可除掉大部分残留农药；平时尽量不要购买催熟的水果，多给孩子吃时令水果，少吃反季节水果。

食品添加剂

现代社会中，几乎所有的加工食品都或多或少含有食品添加剂。食品添加剂是为了加工或保存食品而使用的，具有防腐、染色、漂白、保鲜、杀菌、调味等不同的作用。如今的食品加工离不开食品添加剂，但这些食品添加剂却可能会引起过敏反应。

为什么会出现食品添加剂过敏

人体内存在辅助性T淋巴细胞1（Th1）和辅助性T淋巴细胞2（Th2）。Th1细胞能有效地刺激介导细胞免疫，Th2细胞则刺激体液免疫。正常情况下，Th1细胞和Th2细胞处于平衡状态，维持机体正常的细胞免疫和体液免疫功能。但是当人体摄入过多的防腐剂、染色剂、抗氧化剂等食品添加剂后，这些添加剂中的细小分子就容易刺激Th2细胞过度活化，其分泌的白介素-4能促进B细胞增殖并产生较多的过敏抗体IgE，诱发过敏症状，使人出现过敏性皮炎、过敏性哮喘等。

如何预防食品添加剂过敏

虽然食品添加剂可能导致过敏，但并非含有食品添加剂的食物一概不能吃，那样的话除了自己烹饪的食物，其他能吃的食品就所剩无几了。父母做好以下几点，能够尽量避免孩子出现食品添加剂过敏。

- 平时多让孩子吃家里自制的食物，烹饪过程中尽量保持食物原汁原味，这样既能预防孩子对某些调味剂过敏，也有助于防止孩子挑食。

- 在购买食品前，先仔细阅读产品成分列表和说明事项，如果食品中加入了大量的人工合成添加剂，就不宜给儿童食用。

- 有的食物含有的食品添加剂含量较少，致过敏的成分低，但是并不意味着不会导致过敏，遇上潮湿的环境很容易导致食物腐烂，激发过敏因素，因此要妥善保存。

- 家长在日常生活中要善于观察，分析导致孩子出现过敏的加工食物在添加剂方面有什么共同之处，找到引起孩子过敏的食品添加剂类型，以后再遇到类似食物时注意避免。

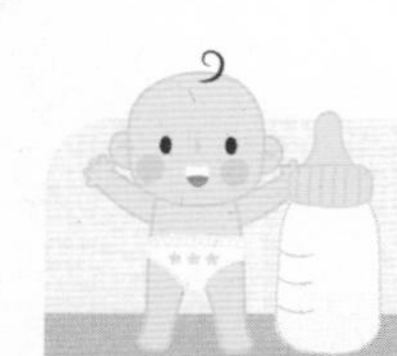

孩子食物过敏的诊断与治疗

父母应当对孩子食物过敏的诊断与治疗有一定的了解，这样一旦孩子出现可能与食物过敏有关的症状，父母就能及时发现，及时干预，改善孩子的过敏症状，更为重要的是可以降低孩子患其他过敏性疾病的风险。

找出食物过敏原

如果不能找出导致孩子食物过敏的过敏原，过敏的治疗就无从谈起，因此当孩子出现疑似过敏的症状时，父母要加倍细心与耐心，积极查找过敏原。

留心过敏症状，查明致敏食物

一般孩子因食物过敏而出现的症状主要表现在皮肤、肠胃和呼吸道，包括腹痛、腹泻、呕吐、荨麻疹、湿疹、咳嗽等症状。如果孩子在进食食物过敏原后立即出现症状，父母这时往往比较容易判断，但如果是进食后过了几小时甚至更长时间才出现症状，要查明真正的过敏“元凶”就比较困难了，这就需要父母记录好孩子的饮食状况，这对排查过敏原十分重要。

做好孩子的饮食记录

对于疑似食物过敏的孩子，父母应留心观察孩子的饮食情况并详细记录下来，包括一日三餐进食的食物内容、可疑的食物过敏原、摄入量是多少、从进食到出现症状的时间间隔以及出现了什么症状等。另外，其他时间进食是否也出现相似症状、是否有运动等因素的参与、与上一次过敏反应的时间间隔是多少等也应该被记录下来，至少连续记录4天。这样便于父母查找到疑似过敏原，将来就医时也能为医生提供比较准确、细致的症状描述。

耐心试验，严格排查

找出可疑的食物过敏原后，还需要家长耐心地进行排查试验，可采用“食物回避+激发”试验，具体的试验方法我们将在下面详细介绍。每次选择一种可疑食物进行试验，从孩子爱吃、常吃的食物（比如乳制品）开始，排除后再进行下一种，直到所有可疑食物测试完毕。为了确保试验结果的准确性，要尽量避开花粉较多的季节或家里装修期等外部环境的影响。

关注辅食添加的情况

一般建议在孩子6个月大时开始添加辅食，每次只喂一种食物，可从婴儿米粉开始，喂食后要观察孩子有没有出现腹泻、呕吐、红疹等症状，如果情况良好，可在1周后添加另一种食物，同样需要1周的观察时间，单项食物添加没有问题之后再混合添加，千万不要让宝宝一次吃很多种食物，这样一旦出现过敏就难以快速、有效地判断过敏原。

食物过敏诊断的黄金标准

“回避+激发”试验是一种便于家长掌握，且简单有效的发现过敏原的方法，通过观察孩子过敏状态与食物关系之间的变化来找到过敏原。下面以虾为例来说明“回避+激发”试验的步骤。

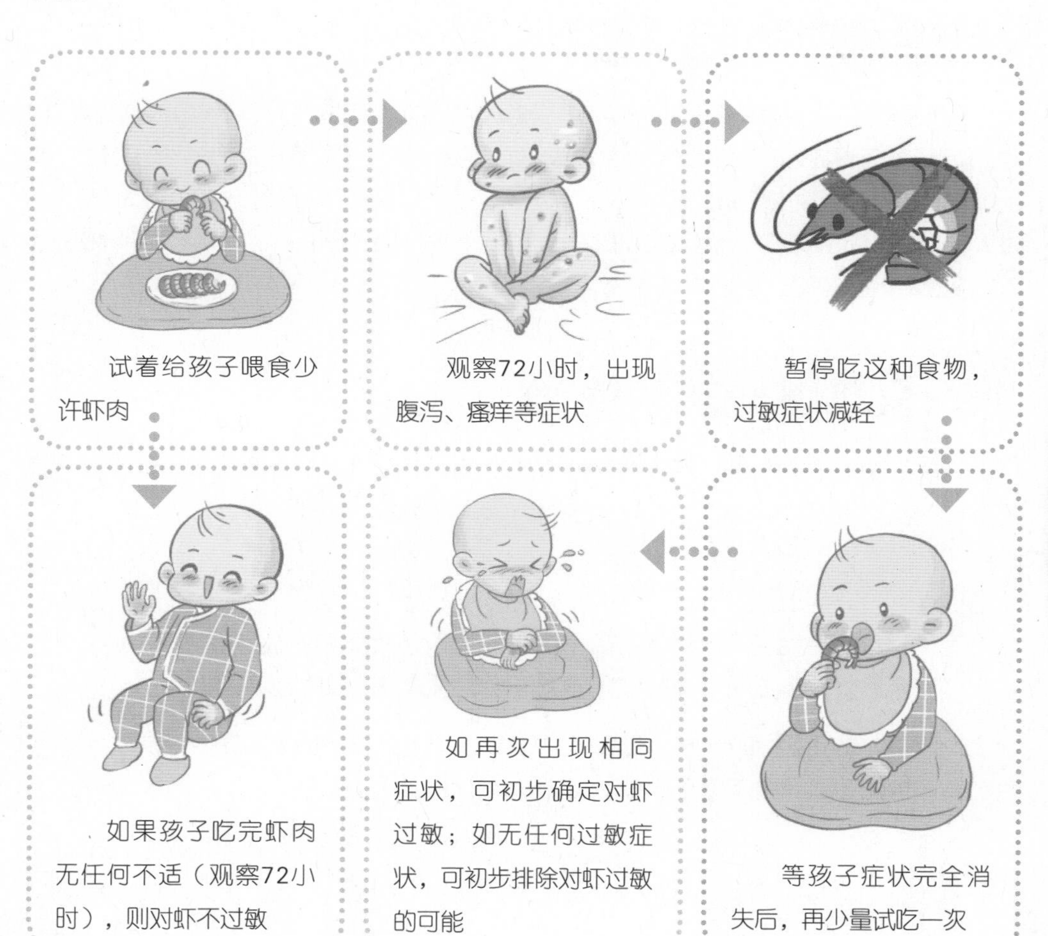

回避致敏食物，才能有效治过敏

由于过敏反应主要是因为免疫系统受到过敏原的刺激引起的，那么只要在饮食中严格回避致敏食物，就能有效防止过敏的发生，这也是目前治疗过敏较为有效的方法。

一旦孩子被确诊为食物过敏，并且明确了引起过敏的食物，那么家长就应该将这种食物以及含有这种食物成分的所有食品从孩子的饮食中完全排除，并选用能保证孩子正常生长发育的其他食物进行替代。研究表明，人体的免疫反应会随着过敏原的不断刺激而不断加强，相反，也会随着刺激的消失而减弱。让孩子回避食物过敏原至少半年，可以让身体渐渐淡忘过敏原。随着孩子年龄的增长和胃肠功能的成熟，有些孩子可能会对某些食物过敏原产生耐受，如牛奶、鸡蛋等，家长可以每年带孩子复查1次，以确诊是否仍然对该食物过敏。

不宜长期大剂量服用抗过敏药物

抗过敏药物并不能解决孩子的过敏病因，它只能减轻或消除过敏症状，不能从根本上解决问题，所以父母不要把它当成避免孩子发生过敏反应的常规手段。抗过敏药物往往伴随有许多不良反应，如口干、嗜睡、损伤肝肾和中枢神经系统等，孩子的脏器比较娇弱，长期大剂量的使用抗过敏药物更易对脏器造成不容忽视的损伤。此外，长期大剂量的服用一种抗过敏药物容易使孩子对这种药物产生耐药性，使药物失去疗效。

孩子服用益生菌有讲究

益生菌作为肠道微生态的“平衡者”和肠黏膜免疫系统的“调节者”，对防治孩子过敏具有一定的作用。但使用益生菌治疗也有一定的讲究，具体来说有以下几点：

- 食用益生菌，必须是活菌。例如能把鲜奶发酵成酸奶的益生菌就是活菌，这样才能定植于人体肠道，改善人体微生态平衡，发挥抗过敏的作用。
- 使用益生菌的同时，要回避过敏食物；同时也要仔细查看益生菌产品的说明书，检查里面是否含有会引起过敏的食物成分。

- 益生菌在氧气里暴露的时间越长，死亡的细菌越多，活菌的数量越少，因此在服用益生菌时应现吃现打开包装。
- 抗生素不仅会杀死有害菌，也会杀死益生菌，如果使用了抗生素，应间隔至少2小时再服用益生菌。
- 不能用太热的水冲调益生菌，益生菌经加热会大量死亡，冲调水温以37℃为宜。
- 益生菌一般需要使用3～6个月，才能保证发挥其功效。

食物过敏有自愈倾向

食物过敏有自愈倾向，也就是说不用采取任何脱敏治疗，就能逐渐对原本过敏的食物不再产生过敏反应。就拿牛奶过敏来说，婴儿期孩子的肠道屏障功能发育不完善，牛奶蛋白容易通过肠壁缝隙进入血液，引发免疫系统异常反应，让孩子出现过敏症状。随着年龄的增长，孩子肠道免疫系统发育成熟、健康肠道菌群建立，就会抑制牛奶蛋白通过肠道黏膜而进入血液，因而不会产生过敏反应。据统计，牛奶过敏的自然缓解率 1 岁为 56%、2 岁为 77%、3 岁为 87%、5 ～ 10 岁为 92%，也就是说到 10 岁以后，绝大部分原先对牛奶过敏的孩子的牛奶过敏情况都会得到自然缓解。

当然这不是说所有的食物过敏都可以自愈，有些食物过敏会伴随孩子终生，例如许多孩子对坚果和花生的过敏就会一直持续。食物过敏的儿童应该定期验血，父母不要未经医生诊断就擅自断定孩子不再过敏了而给他们进食致敏食物，这样容易造成严重的不良后果。

食物过敏，重在预防

不管治疗食物过敏的方法多么有效，都不如预防重要。妈妈从孕期就要做好孩子可能会出现食物过敏的预防工作，怀孕期间少吃会引起过敏的食物，尽量选择自然分娩并坚持母乳喂养，哺乳期饮食避开致敏食物，遵循循序渐进的原则给孩子合理添加辅食，适当给孩子补充益生菌，等等。这些措施对于预防过敏具有十分重要的作用。

孩子抗过敏营养补充计划

饮食是孩子补充营养、健康成长的重要保障，如果饮食不正确则可能引起身体的过敏反应。怎样才能给孩子科学喂养，避免出现食物过敏？如果孩子是过敏体质又该如何补充营养？

坚持6月龄内纯母乳喂养

所谓纯母乳喂养，是指从孩子出生开始就坚持母乳喂养，给孩子喝的第一口奶也应该是母乳。世界卫生组织、国际母乳协会以及联合国儿童基金会都建议，坚持纯母乳喂养6个月，6个月后添加辅食并继续母乳喂养至2岁。美国儿科学会建议母乳喂养至少1年。我国营养学会给出的最新婴幼儿喂养指南建议，坚持6月龄内纯母乳喂养，7～24月龄婴幼儿应继续母乳喂养，同时根据宝宝的发育情况合理添加辅食。

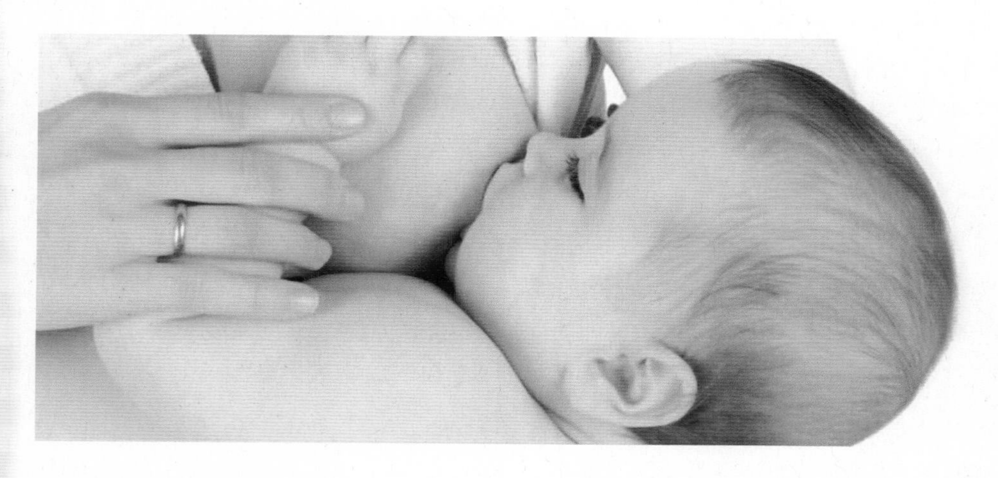

这主要是因为，母乳具有生物学特性，其含有的营养物质可以满足婴儿出生后6个月内生长发育所需的全部液体、能量和营养素。满6月龄至1周岁的婴儿，母乳可以为其提供一半甚至更多的营养物质，在第2年仍可为孩子提供近1/3的营养需求。这种喂养优势是其他任何食物都无法替代的。从抗敏角度而言，母乳中有专门抵抗病毒侵入的免疫抗体，可增强婴儿抗感染能力，并让6月龄内的孩子有效防止麻疹、风疹等病毒的侵袭；母乳中的蛋白对于孩子来说是同种蛋白，一般不会发生过敏反应；而且母乳喂养的过程是有菌喂养，可以帮助孩子的肠道菌群尽早建立，这些都有利于预防孩子过敏。研究证明，和非母乳喂养的孩子相比，纯母乳喂养的孩子患过敏、营养不良、腹泻、便秘和因病入院的概率都大大降低。

如果孩子是过敏体质，更应鼓励母乳喂养，但是哺乳妈妈需要有所忌口。对于过敏宝宝，妈妈应一直坚持纯母乳喂养到孩子1岁，即使要添加辅食，每次也只吃一种，从不易过敏的食材开始，过几天如果没有过敏反应再吃。如有过敏症状出现，则要完全避免接触过敏性食物。1岁以后如要添加更多种类的食物，也应听取医生的建议。

无法纯母乳喂养时，选择婴儿配方奶

如果妈妈有条件，不建议6月龄前放弃母乳喂养而选择配方奶喂养。但由于母婴身体情况，确实不能用纯母乳喂养婴儿时，也不应勉强，应在医生的指导下选择适龄婴儿配方奶喂养。

需要进行配方奶喂养的情况

一般来说，出现以下情况，建议选用适龄婴儿配方奶喂养。

- 婴儿患有半乳糖血症、苯丙酮尿症、严重母乳性高胆红素血症。
- 母亲患有HIV和人类T淋巴细胞病毒感染、结核病、水痘、带状疱疹病毒感染、单纯疱疹病毒感染、巨细胞病毒感染、乙型肝炎和丙型肝炎病毒感染期间，以及滥用药物、大量饮用酒精饮料和吸烟、癌症治疗和密切接触放射性物质等。
- 经过专业人员指导和各种努力后，乳汁分泌仍不足。

出现不能母乳喂养的情况时，妈妈应在医生的指导和建议下，选择暂停或一段时间内或永久不母乳喂养。如果只是暂时或一段时间内不能喂母乳，应吸奶或挤奶以维持奶量，在条件允许后继续喂母乳。

给宝宝选择合适的配方奶

大多数宝宝都喝普通配方奶，以牛奶或羊奶为原料制作而成。不同年龄段的宝宝应选择不同段位的奶粉，这样才能满足宝宝各发育阶段的营养需求。目前市场上配方奶粉常规的分段法是：一段奶粉，适合0～6个月的婴儿；二段奶粉，适合6～12个月的婴儿；三段奶粉，适合1～3岁的幼儿。不过，各个品牌的奶粉分段也会有些微的差异，家长在选购时，一定要看清楚奶粉罐上的段位标注，特别是从国外代购奶粉时，更应仔细查看。

另外，由于生理情况的特殊性，有的宝宝需要食用经过特殊加工处理的配方奶。例如，乳糖不耐受的宝宝可以选择无乳糖配方的奶粉；如果宝宝对牛奶过敏，可以选择奶粉包装说明上标明了“低过敏”和“水解配方”的奶粉。此类配方奶粉需经儿科医生、营养师指导和建议后，才可给孩子食用。

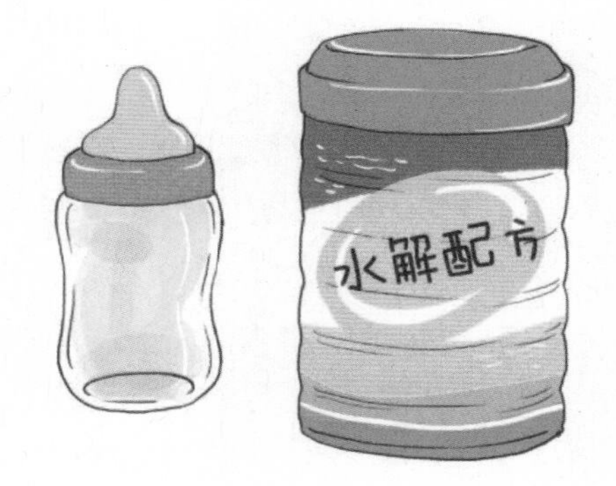

牛奶蛋白过敏儿专用配方奶粉

牛奶是婴儿的营养必需品，对于患有牛奶蛋白过敏的婴幼儿，家长应引起重视，采用合适的食物来替代，以保证孩子的营养。

特殊配方奶的“适应证”

吃母乳的孩子如果对牛奶蛋白过敏，应继续母乳喂养，但妈妈应回避牛奶及牛奶制品至少两周。若妈妈回避牛奶及其制品后，孩子症状明显改善，妈妈的饮食中可逐渐加入牛奶，如症状再出现，则妈妈在哺乳期间均应进行饮食回避，并在断奶后给孩子喂深度水解配方奶或氨基酸配方奶。因为牛奶为钙的主要来源，妈妈回避饮食期间应注意补充钙剂。

若妈妈回避牛奶及其制品后，孩子的过敏症状并未消失，或是未满2岁不能喂母乳的牛奶蛋白过敏儿，孩子应完全回避含有牛奶蛋白成分的食品，并考虑用氨基酸配方奶作为孩子的营养支持。氨基酸配方奶完全不含牛奶蛋白成分，可以让孩子在不接触牛奶蛋白的情况下获得保证生长发育所需的营养。

孩子改用氨基酸配方奶，过敏症状明显消失后，可以把氨基酸配方奶换成深度水解配方奶。深度水解配方奶是牛奶蛋白水解的产物，可用于牛奶蛋白过敏的儿童。

深度水解配方奶喝了3～6个月之后，如果情况进一步好转，可将其换成部分水解蛋白配方奶。部分水解蛋白配方奶可作为深度水解配方奶换成普通配方奶之前的过渡品。

换成部分水解蛋白配方奶并坚持3个月后，孩子未出现过敏，可逐步将部分水解蛋白配方奶换成普通的配方奶。如果孩子没有异常反应，说明他已经不再对牛奶蛋白过敏了。

过敏儿常用特殊配方奶	
氨基酸配方奶	由植物氨基酸混合而成，完全不含牛奶蛋白，不会刺激产生IgE与肥大细胞表面结合，具有无过敏原性的特点，不会引发过敏，可作为治疗孩子牛奶蛋白过敏期间的营养支持
深度水解配方奶	含有短肽类蛋白，仍有可能和肥大细胞结合，刺激产生IgE，具有低过敏原性的特点，过敏反应较低，当孩子确诊为牛奶蛋白过敏时，可作为牛奶蛋白过敏儿的营养品
部分水解配方奶	较深度水解配方奶的水解程度稍轻，有可能引起过敏，有家族过敏史的孩子，如需添加配方奶，可选用部分水解配方奶，可起到预防过敏的作用
水解蛋白无乳糖配方奶	既将奶粉中的牛奶蛋白做了分解，又去除了乳糖，在孩子过敏伴随腹泻期间，可改用此种配方奶粉

从特殊配方奶过渡到普通配方奶

治疗牛奶蛋白过敏是一个长期的过程，从特殊配方奶粉过渡到普通配方奶粉也不能一蹴而就，应循序渐进，做到安全过渡。

第一步： 把孩子一次喝的乳量分成10个等份，第一天按照9：1的比例，用9份氨基酸配方奶和1份深度水解蛋白配方奶调配。此后，每3天减少1份氨基酸配方奶，增加1份深度水解蛋白配方奶，直至完全换成深度水解蛋白配方奶。

第二步： 完全换成深度水解蛋白配方奶后，坚持给孩子喂养3个月，3个月后若无过敏，再按照上述方法逐步换成部分水解蛋白配方奶，并且坚持喂养3个月。

第三步： 换成部分水解蛋白配方奶并坚持3个月后，孩子未出现过敏，可以给孩子尝试其他的奶制品，如蛋糕、酸奶、奶酪等。这类奶制品中的牛奶蛋白已经遭到一定程度的破坏，相比于普通配方奶，其致敏性没那么强，可用于向普通配方奶的过渡。

第四步： 如果孩子接触普通奶制品后无不良反应，再按照上述方法逐步转换，直到完全换成普通配方奶。

不要经常更换配方奶

一般来说，孩子喝了某个品牌的奶粉，生长良好，没有出现不适，且孩子也还比较喜欢，就不要经常更换品牌。有资料表明，经常换配方奶，容易使孩子产生过敏体质。对于有家族过敏史的孩子，今后发生过敏的概率更是要高于正常儿。

不过，换奶粉也确实是每个孩子都要经历的，比如从母乳喂养转为混合喂养，从一个奶粉品牌换成另一个品牌，同一品牌奶粉不同阶段的转换等。了解一些换奶粉的注意事项，有助于预防孩子过敏。

给孩子更换奶粉的步骤

给孩子更换配方奶，要循序渐进，不要过于心急，要让孩子有个适应的过程。换奶粉可以采取“交替渐进”的方式进行，即在原先使用的奶粉中少量添加新的奶粉，然后慢慢增加新奶粉的添加比例，直到完全替换。

第一步	先在原奶粉里添加1/3的新奶粉，即原奶粉占2/3，新奶粉占1/3，给孩子用两三天。期间注意观察，若孩子有过敏反应，即刻停用。
第二步	若孩子没有不良反应，可原奶粉、新奶粉各占1/2给孩子吃两天。
第三步	仍无不良反应，再原奶粉占 1/3，新奶粉占 2/3，吃两三天。
第四步	孩子接受良好，可完全用新的奶粉取代旧的奶粉。

给孩子更换奶粉的注意事项

注意，换奶粉应尽量选择孩子健康时进行，需保证孩子没有出现腹泻、发热、感冒等症，接种疫苗期间也最好不要进行。转换初期，家长要注意观察孩子的反应，孩子没有出现消化不良、呕吐、腹泻、便秘等症，换配方奶这件事情才可以继续进行，反之则应暂停。

避免过早添加辅食

当孩子到了一定的月龄，为了锻炼其咀嚼吞咽能力，促使其尽快接受除母乳外的其他食物，以及为了给孩子增添额外的营养，及时添加辅食显得很有必要。不过，辅食添加不能过早。

这是因为，孩子的免疫系统十分脆弱，消化系统、肾功能尚未健全，过早添加辅食，会为孩子的消化系统增添不必要的负担，容易引发过敏症。等到时机成熟再添加辅食，孩子对食物有了一定的耐受程度，抵抗食物的不耐受能力就会提高，食物不良反应就会减少。反之则可能造成孩子一辈子对某些食物过敏。

世界卫生组织以及联合国儿童基金都建议，母乳喂养满6月龄后添加辅食较为适宜。早产儿辅食添加时间应该为矫正年龄满6月龄。早产儿矫正月龄=实际出生月龄-（40周-出生时孕周）/4。例如，孕32周出生的早产儿出生后6个月，其矫正年龄为4个月，即：6-（40-32）/4=4。但满6月龄也只是一个参考值，具体什么时候可以添加辅食，家长不应只关心孩子的月龄，还要根据参考孩子发出的“我要吃饭”的信号，以及孩子的体质和发育情况而定。

一般来说，当孩子出现以下反应时，通常说明可以考虑添加辅食了：

- 能自主控制头颈部。
- 能自己坐稳或在大人的支撑下坐稳。
- 大人吃饭时，孩子会盯着看，并出现吞咽、流口水等动作。
- 把汤匙等器具送进孩子嘴里，孩子很少用舌头将其推出。
- 孩子的健康状态和情绪均较好。

如果孩子身体各方面指标都符合条件，想吃辅食的信号明显，且近期体重增长缓慢，适当提前一两周添加辅食也是可以的；如果孩子月龄到了，但刚好身体有恙，推迟一两周再添加也无妨；有家族过敏史的孩子，最好比其他孩子推迟1～2个月执行辅食添加计划。另外，无论孩子有无家族过敏史、发育情况如何，家长都不应急于让其适应辅食，添加辅食的速度要慢，辅食品种不宜太多，海鲜、牛奶、鸡蛋、花生、黄豆等易致敏的食物尤其要推迟添加。

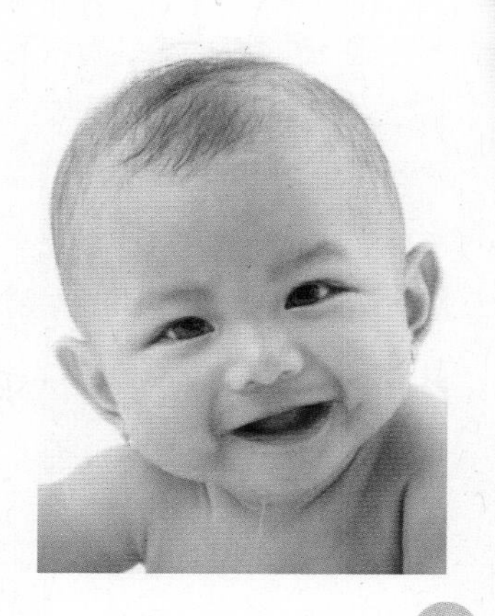

应循序渐进地添加辅食

过早或过多地增加不必要的营养，会给孩子幼小的身体增加不必要的负担。家长掌握一定的辅食添加原则，对孩子顺利进食辅食、减少过敏反应大有裨益。

从婴儿营养米粉开始

首次添加辅食，应从强化铁的婴儿营养米粉开始。第一次添加米粉时，可以只给孩子吃1勺，调成稀糊状，先放一点儿在孩子的舌头上，让他适应这种味道。如果孩子接受良好，以后可以逐渐增加用量，并在此基础上再添加其他食材，如菜泥、果泥、蛋黄泥、肉泥。

从单一品种开始

给孩子添加辅食的初期，建议家长一次只喂一种新食物，这样可以更好地判断孩子是否接受这种食物。3～4天或者1周后，如果孩子的粪便、皮肤、精神状态和消化情况都没有异常，可以让他再尝试其他新食物。家长还应该细心观察孩子添加辅食这段时间是否有对食物过敏的现象，一旦发现，应该暂时停止这种食物的喂养。等过了大约3个月后，再尝试少量喂养，如果发现宝宝依然对此种食物过敏，家长便不要再添加这种食物了。

从少量到多量

孩子的胃容量小，食量也小，一开始每天喂一次辅食，然后逐渐增至一天2次、一天3次；量也应从1小勺逐渐增至2小勺、一小碗、半碗、大半碗。其间，家长应随时观察孩子的情绪状态、大小便的性状、体重和身长指标等，来调整喂养策略。

从细到粗、从稀到稠

同一种食物，要随着孩子月龄逐渐增长而做成不同形态。比如，开始添加的辅食最好是不用咀嚼、方便吞咽和消化的稀糊、菜泥；然后是需要咀嚼的软固体食物，如碎蔬菜、碎肉末；再到需要仔细咀嚼的固体食物，如较大颗粒的肉末，以适应孩子的胃肠功能并锻炼其咀嚼能力。

不过早引入易致敏食物

婴儿常见的易致敏食物有牛奶、鸡蛋、花生、大豆、鱼虾类、贝类、小麦以及部分水果等。一些食品添加剂，如人工色素、防腐剂、香料等，也可引起过敏反应。因此，在辅食添加过程中不应过早引入这些食物。

宝宝生长周期与辅食添加阶梯表				
月/年龄	7个月	8～9个月	10～12个月	1～2岁
宝宝的表现	开始出牙，爱流口水，喜欢咬较硬的东西，开始有意识地张开小嘴接受食物	长出2～4颗乳牙，能咀嚼有点儿颗粒、粗糙一点儿的食物，能吃的食物种类增多	长出8颗左右乳牙，能咀嚼较硬的食物，对母乳的兴趣逐渐减少	乳牙越来越多，可用牙齿和牙床咀嚼食物，爱用手抓食物
可接受的食物形态	稀一点儿的泥糊状食物	半固体形态，孩子能用舌头捣碎	比上一阶段的食物稍硬一点、体积大一点，能用牙床嚼碎	成形的固体食物，但质地依然要细、软、烂
适合的食物	米汤、米粉、蛋黄、苹果、梨、香蕉、南瓜、土豆、红薯、山药等	胡萝卜、包菜、菠菜、上海青、冬瓜、西蓝花、青豆、玉米、动物肝、鸡胸肉、猪肉等	三文鱼、草鱼、牛肉、面包、面条、猪肝、芹菜、莴笋、食用油、自制酸奶（配方奶制作）等	鸡蛋、鹌鹑蛋、草莓、鲜虾、豌豆、黑木耳、金针菇、鲢鱼、鲜奶
慎吃食物	鲜奶、蛋白、草莓、面包、花生、虾、蟹、盐、食糖等	鲜奶、蛋白、蜂蜜、花生、盐、食糖等	糖果、巧克力、豆浆、花生、鲜奶、蛋白等	香肠、熏肉、果冻等
每日辅食参考次数	每日1次，上午喂食较佳	每日2次，上午、下午各1次	逐渐培养一日三餐的良好进食习惯	每日3次

一般来说，7～12月龄婴儿所需能量1/3～1/2来自辅食，13～24月龄幼儿1/2～2/3的能量来自辅食。2岁以后的幼儿，日常所需能量基本源于三餐，辅食的概念就不存在了。

自制辅食，降低婴儿过敏概率

市售婴儿成品辅食，在工业化生产的过程中，为了保证成品的营养成分、味道等，不可避免地会加入一些添加剂。然而，这些添加剂可能就是导致孩子过敏的因素之一。

自己在家给孩子制作辅食，家长可以清楚地知道原料的来源和加工过程，一般也不会添加其他东西，因此也不易造成添加剂过敏的问题。而且，相较于原料成本较高的成品辅食来说，家庭自制的辅食比较省钱。

一般来说，如果家长发现孩子吃外面的成品辅食过敏，很大可能就是对添加剂中的成分过敏了，至于到底对哪种成分过敏，并不容易排查，这时及时换成自制辅食就可以了。

辅食应尽量保持原味

对于免疫力尚未发育成熟、消化功能和肝肾功能也较弱的婴儿来说，盐、糖、辣椒、料酒等调味品有一定的刺激性，容易增加过敏的概率。因此，给孩子的辅食应保持原味，不加或少加盐、糖及其他刺激性的调味品，保持清淡的口味。口味清淡的食物还有利于提高婴幼儿对不同天然食物口味的接受度，减少偏食、挑食的风险。随着孩子年龄的增长，家长可以适当在食物中添加少量调味品，以增加其进食兴趣，不过首次添加应少量，并注意观察孩子是否有过敏反应出现。下面介绍给孩子制作食物时常见调味品的添加原则及方法，以确保安全喂养。

- 1岁以内的孩子，辅食中不需要额外加盐；1～2岁的孩子仍然可以保持吃原味食物的习惯，如果在辅食中加盐，每天最好不要超过1克；2～3岁的孩子每天额外吃的盐不应超过2克，且包括面包、火腿、零食等制作过程中额外加的盐；3～6岁的孩子每天摄盐量不应超过3克。

- 1岁以内的婴儿不建议吃酱油，满1岁以后，可以加少量酱油，但同时要注意减少食盐的量。如果孩子对大豆蛋白过敏，则不能加酱油。

- 目前尚无权威机构给出婴幼儿和儿童每天摄入醋的建议。根据儿科专家的意见，我们建议孩子2岁以后可以少量吃醋。

不要给1岁以内婴儿的辅食中添加花椒、辣椒粉、胡椒、五香粉、桂皮、八角等调味料，1岁以上孩子的辅食中也应少加，尤其是过敏体质的孩子，应禁止添加此类刺激性调味料。

孩子的辅食中需要添加植物油，尤其是亚麻子油、核桃油、大豆油等富含α-亚麻酸的植物油，以为其补充能量和必需脂肪酸。但需注意，对大豆过敏的孩子不宜添加大豆油，对花生过敏者不宜添加花生油等。

不过早给孩子喂食父母过敏的食物

孩子过敏的很大一部分原因是遗传，因此，不过早给孩子添加父母过敏的食物有助于预防孩子过敏。

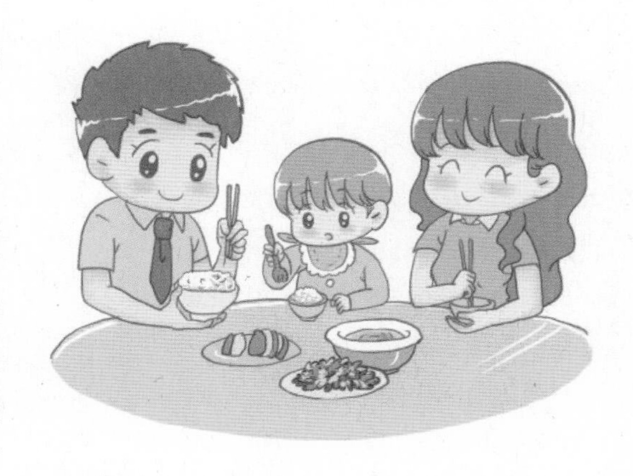

给孩子添加辅食是一个循序渐进的过程，在辅食添加初期，父母若能规避自己过敏的食物，这对规避孩子食物过敏很有帮助，也有助于让孩子在初期获得充足的营养，保证其生长需要，并能让孩子慢慢适应辅食。在此基础上，再让孩子慢慢接触父母容易过敏的食物，孩子对食物的耐受能力会有所提升，过敏概率就会降低。相反，父母若明知自己对某种食物过敏，却仍然给孩子吃这种食物，那么就可能会增加孩子过敏的风险。

除了不过早给孩子添加自己容易过敏的食物外，家长还应留意食物里的过敏成分。比如，若父母一方对鸡蛋白过敏，就应注意任何有添加鸡蛋白的食品都不能过早给孩子食用。在购买相关食品时，一定要仔细查看成分表，避免购买此类食物。

另外，无论某种食物是否会增加孩子过敏的风险，只要是成人食物，都不宜过早给孩子添加。成人食物通常制作不够精细、调味料及食品添加剂含量较多，这些对于尚未熟练掌握进食技巧、身体各器官尚未发育成熟的孩子来说，都可能存在致敏风险。一般来说，孩子1岁以后，可以让其开始慢慢进食少量小块、易咀嚼且味道清淡的成人食物，但完全接受成人食物要等到孩子3岁以后。

婴儿应慎吃这些食物

对于婴儿而言，由于其肠胃功能还相对较弱，加上其身体免疫功能尚不完善，在饮食过程中，一些食物会增加其肠胃负担，使其产生过敏反应。尤其是对于一些过敏体质的孩子，食物摄入若不恰当，会加剧其过敏反应。

婴儿能吃的食物有限，食品安全需要家长严格把关，规避一些容易引发孩子过敏的食物，例如以下这些。

鲜牛奶及其制品

牛奶过敏是孩子在出生后第1年经常发生的。因此，孩子1岁前不推荐喝鲜奶。孩子牛奶过敏，实际上是对牛奶中的蛋白质过敏，而鲜牛奶中的蛋白质含量很高，大约是母乳的两倍。婴儿体内免疫系统发育不完善，会对牛奶蛋白过度反应，引发过敏症状，如湿疹、腹泻、腹痛等。

鸡蛋白及其制品

婴儿的消化道黏膜屏障发育尚不完全，蛋白中的蛋白质分子较小，容易透过肠壁黏膜进入血液，引发过敏反应。鸭蛋、鹅蛋、鹌鹑蛋等蛋类食品的蛋白及其制品都应该避免食用。

大豆及其制品

大豆中的棉子糖、鼠李糖、水苏糖等寡糖不能被人体吸收，可能在结肠内被一些有害细菌发酵产气，让孩子腹胀不适，甚至引发腹泻等问题。豆制品如豆腐、豆腐脑、豆浆等都不宜给1岁内的孩子食用。

带壳海鲜及制品

带壳海鲜如螃蟹、蛤蜊、海贝等造成婴儿过敏的概率非常高，千万不能进入婴儿的辅食菜单，否则孩子很容易出现腹胀、腹痛、呕吐、皮肤过敏等症状。专家建议，这类海鲜最好等孩子3岁后再吃。

花生等坚果

不宜给婴儿食用坚果，特别是花生。一方面容易引起过敏，另一方面坚果进食不慎容易造成窒息。不过，在孩子1周岁以后，可以尝试把磨碎的坚果加在粥、饼或小点心里，让孩子慢慢适应。

部分水果

不成熟的芒果含有醛酸，对皮肤黏膜有一定的刺激作用；菠萝含菠萝蛋白酶，婴儿食用后可能会出现皮肤瘙痒症状；猕猴桃等带毛的水果也容易引起过敏。这些食物应尽量等孩子满1岁后再添入辅食中。

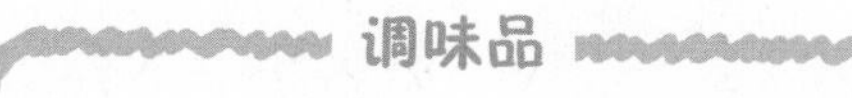

调味品

孩子满1周岁前，所有食物都不应该添加任何形式的调味品。包括盐、食糖、酱油、味精、料酒和其他调料。蜂蜜中可能含有肉毒杆菌，不建议给1岁内的婴儿食用蜂蜜及蜂蜜制品。

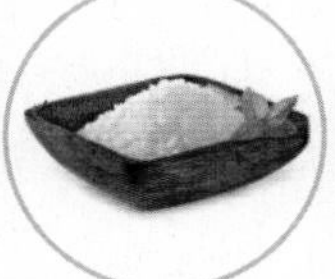

以上这些食物待孩子满1岁后再添加，过敏概率会大大降低。当然，可能有的妈妈会说，“我的孩子在8个月的时候吃了全蛋也没事”或是“给9个月的宝宝喂了豆浆很健康”。

对此，儿科专家给出的解释是：很多临床实例证明，多数宝宝过早吃了易致敏食物，很容易引发过敏，但这不是绝对现象，也有很多孩子吃了易致敏食物确实没事，但我们应尽可能在可控范围内让孩子远离致敏原，这样孩子长大后过敏的概率才会相对减小。

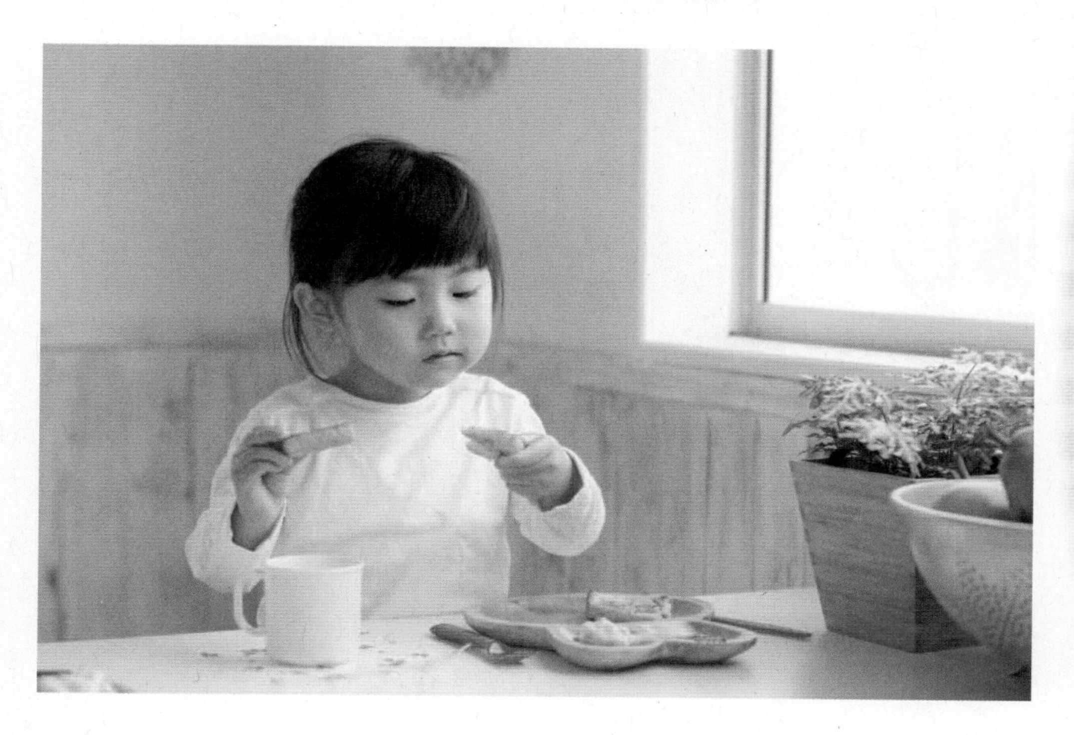

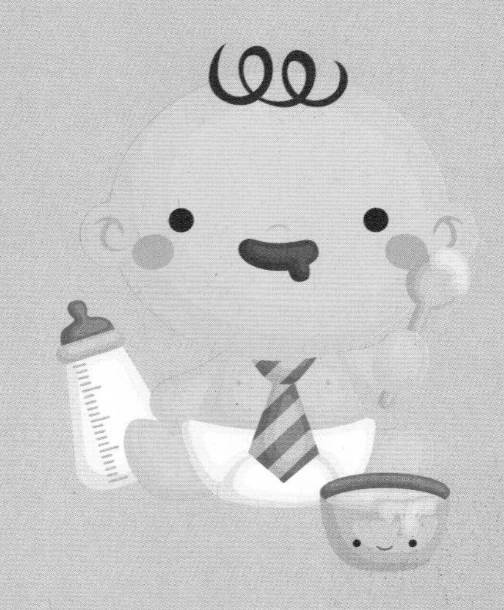

Chapter 3

爱孩子，亲手给孩子做抗过敏营养餐

许多孩子因为进食的食物不对而过敏，因此选择“对”的食物，就能有效减少过敏的发生。本章根据 7 月龄至 6 岁孩子每一阶段食物过敏的大致特点，贴心整理了对应各年龄段的低敏性食材，并精心设计成健康美味、简单易做的食谱，让孩子吃得开心、家长放心。

7 月龄孩子抗过敏食谱

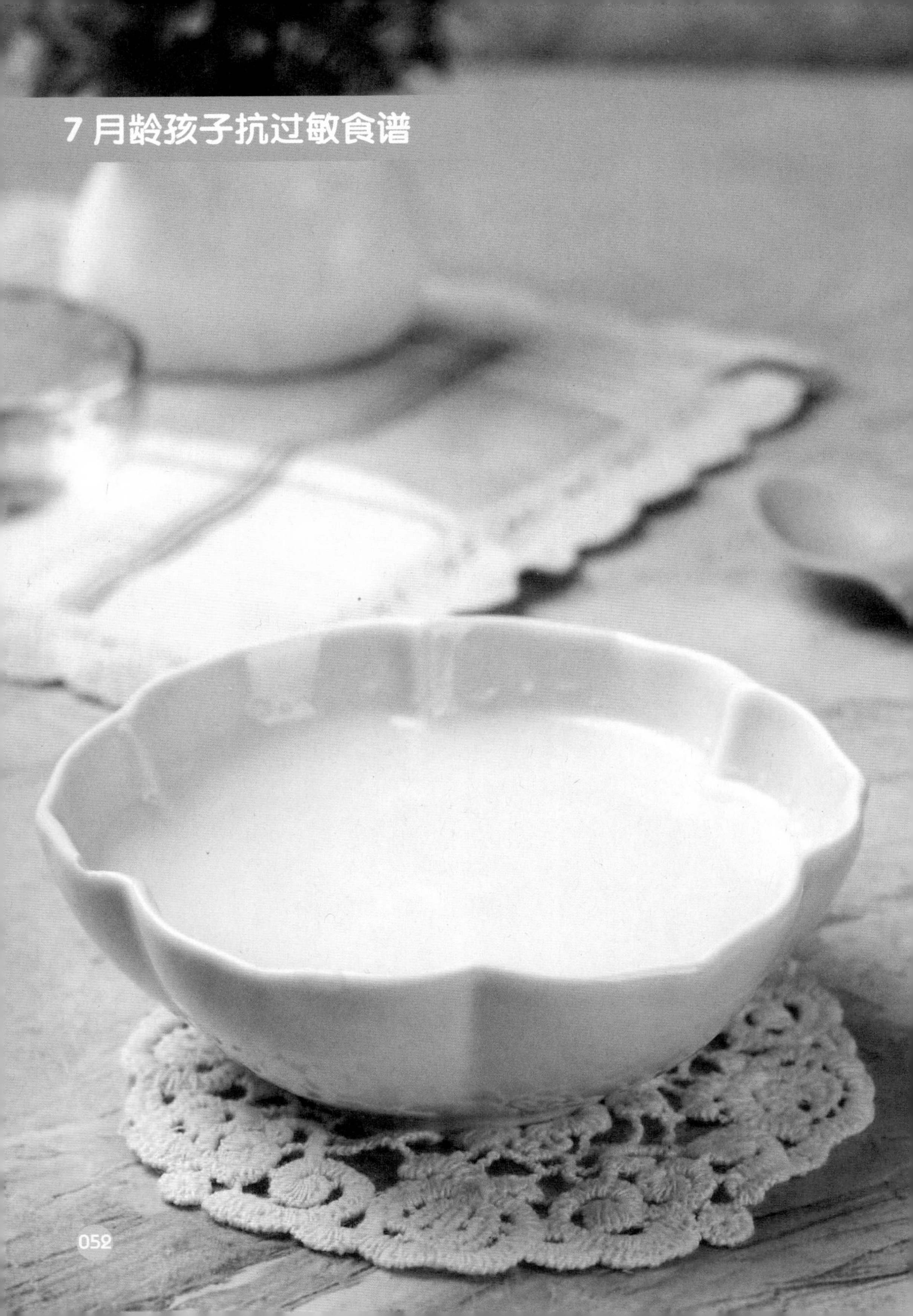

清淡米汤

原料

水发大米90克

做法

1 砂锅中注入适量清水烧开。
2 倒入洗净的大米，搅拌均匀。
3 盖上盖，烧开后用小火煮20分钟，至米粒熟软。
4 揭盖，搅拌均匀。
5 将煮好的米汤滤入碗中。
6 待米汤稍微冷却后即可饮用。

小叮咛

煮米汤前应先将大米浸泡半小时左右，时间过长营养成分会流失。

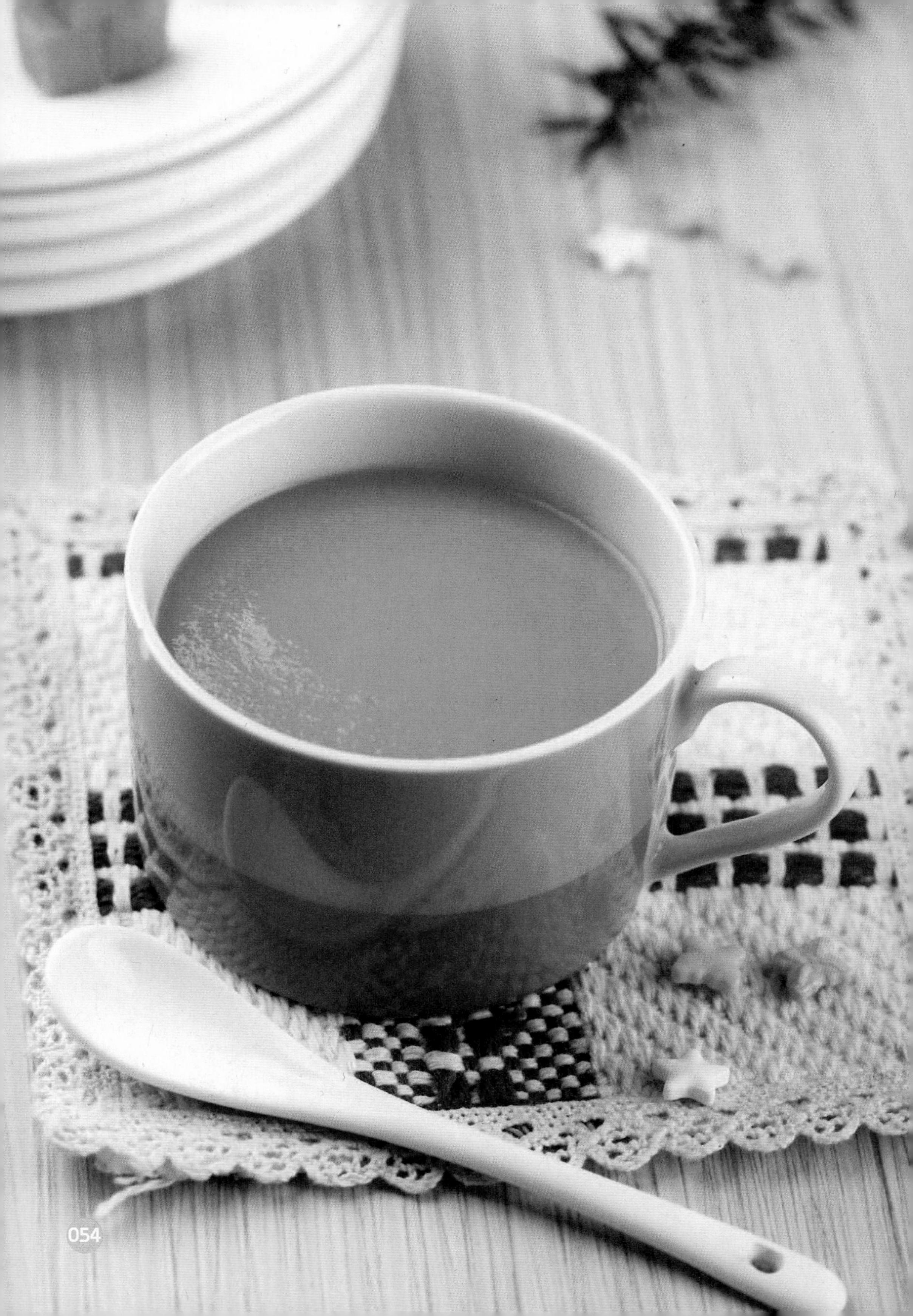

胡萝卜糊

原料

胡萝卜碎100克，粳米粉80克

做法

1 备好榨汁机，倒入胡萝卜碎，注入适量清水。
2 榨胡萝卜汁。
3 断电后倒出胡萝卜汁，装在碗中，待用。
4 把粳米粉装入碗中，倒入榨好的胡萝卜汁，边倒边搅拌，调成米糊，待用。
5 奶锅置于旺火上，倒入米糊，拌匀，用中小火煮约 2 分钟，煮成浓稠的黏糊状。
6 关火，将胡萝卜糊盛入小碗中，稍微冷却后食用即可。

小叮咛

胡萝卜材质较硬，榨汁的时间可长一些，便于刚接触辅食的孩子食用。

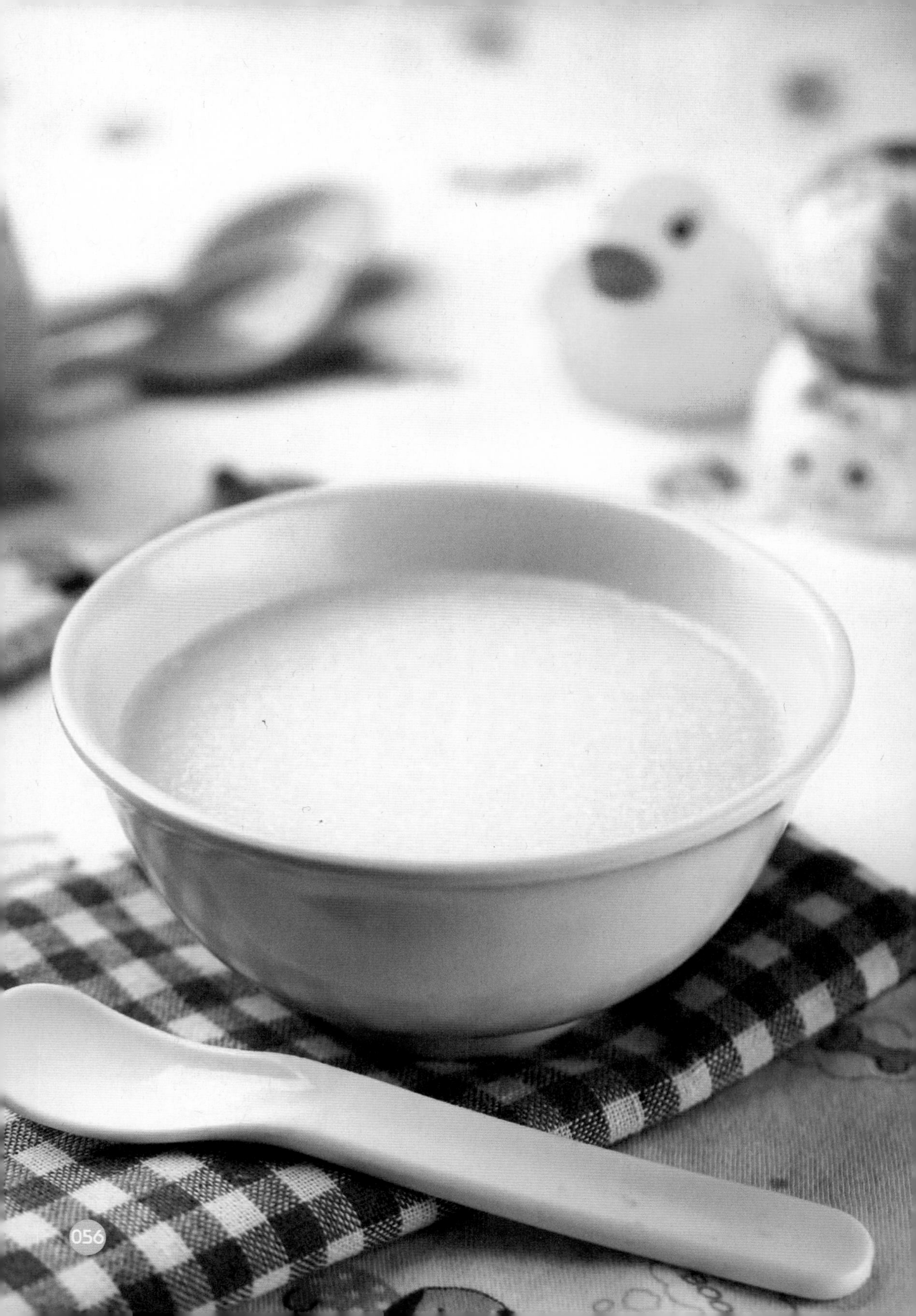

梨子糊

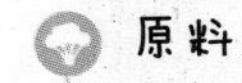

原料

去皮梨子30克，粳米粉40克

做法

1 将梨子洗净去皮，切碎待用。
2 奶锅置于火上，注入适量清水，倒入粳米粉，用中火煮并搅拌约 3 分钟至煮成糊。
3 放入梨子碎，搅拌约3分钟，至食材熟透。
4 关火，盛出煮好的梨子糊，用过滤网滤掉较大的梨子块。
5 将梨子糊倒入奶锅中，拌匀，用小火煮约15分钟至梨子糊黏稠。
6 关火后盛出煮好的梨子糊，装入碗中即可。

小叮咛

如果孩子不爱吃，可以适当加点配方奶粉一起冲调。也可以直接将梨子榨汁后给孩子食用。

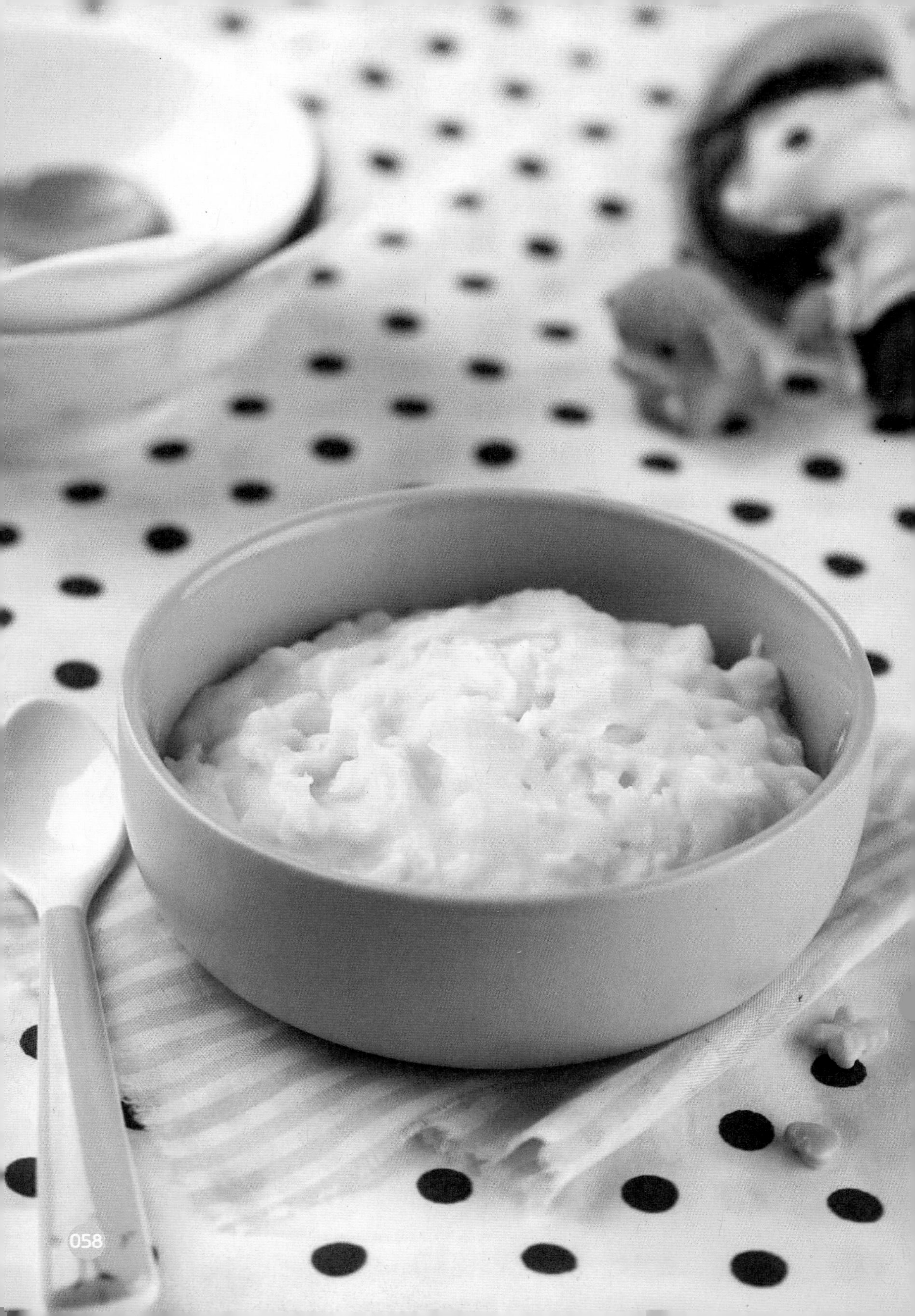

奶香土豆泥

原料

土豆250克，配方奶粉15克

做法

1 将适量开水倒入配方奶粉中，搅拌均匀。
2 将洗净去皮的土豆切成片，待用。
3 蒸锅上火烧开，放入土豆。
4 盖上盖，用大火蒸30分钟至其熟软。
5 关火后揭开盖，将土豆取出，放凉待用。
6 将土豆压成泥，放入碗中。
7 将调好的配方奶倒入土豆泥中，搅拌均匀。
8 将做好的土豆泥倒入碗中即可。

小叮咛

土豆片可以切得薄一点，这样更易蒸熟。为方便孩子吞咽，可以将本品调制得稀一点。

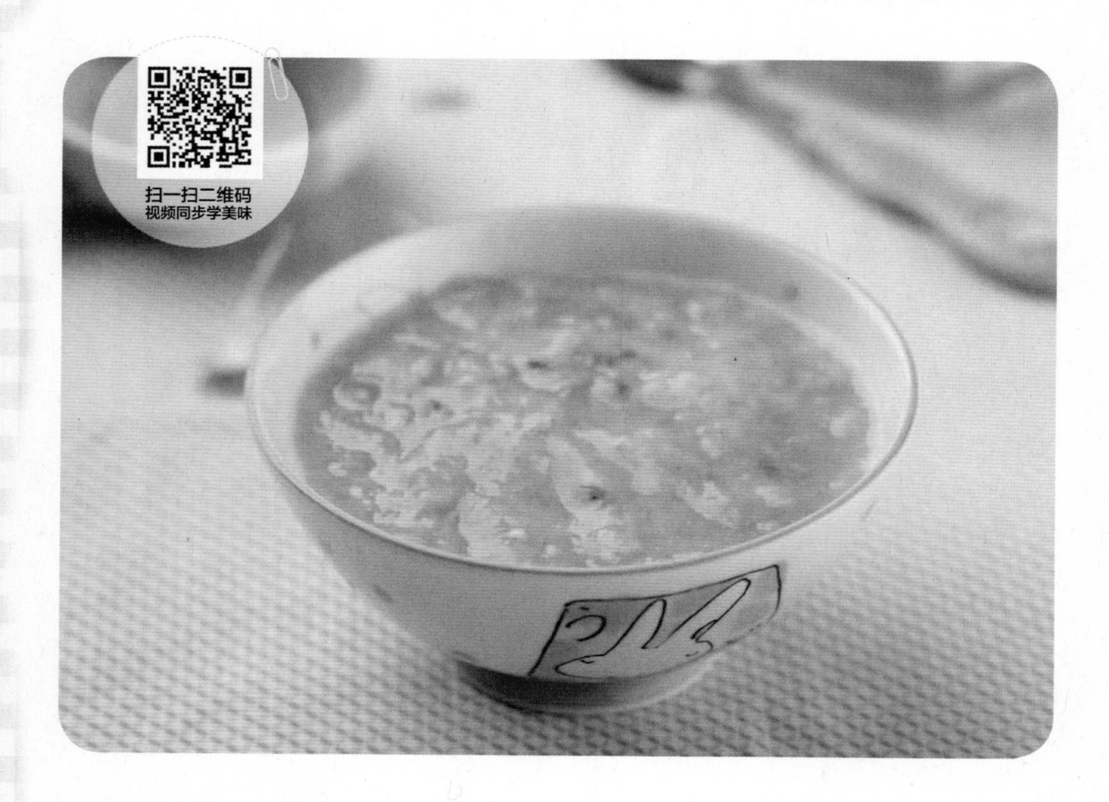

香蕉泥

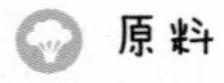

原料

香蕉70克

做法

1. 将洗净的香蕉剥去果皮。
2. 用刀把香蕉碾压成泥状。
3. 取一个干净的小碗，盛入香蕉泥即可。

小叮咛

选用肥大饱满、没有黑斑的新鲜香蕉，食用时口感更佳。

南瓜米粉

原料

南瓜300克，米粉20克

做法

1 将洗净去皮的南瓜切成片，放入烧开的蒸锅中，用大火蒸30分钟至其熟软，取出，放凉待用。

2 将少量凉开水倒入米粉中，拌匀待用。

3 用刀将南瓜压成泥状，装入盘中，备用。

4 将南瓜泥放入米粉中，搅拌均匀，注入适量沸水，边倒边搅拌。

5 将拌好的米粉装入碗中即可。

小叮咛

可根据孩子月龄和发育情况决定加水量的多少，以调制出不同的稠度。

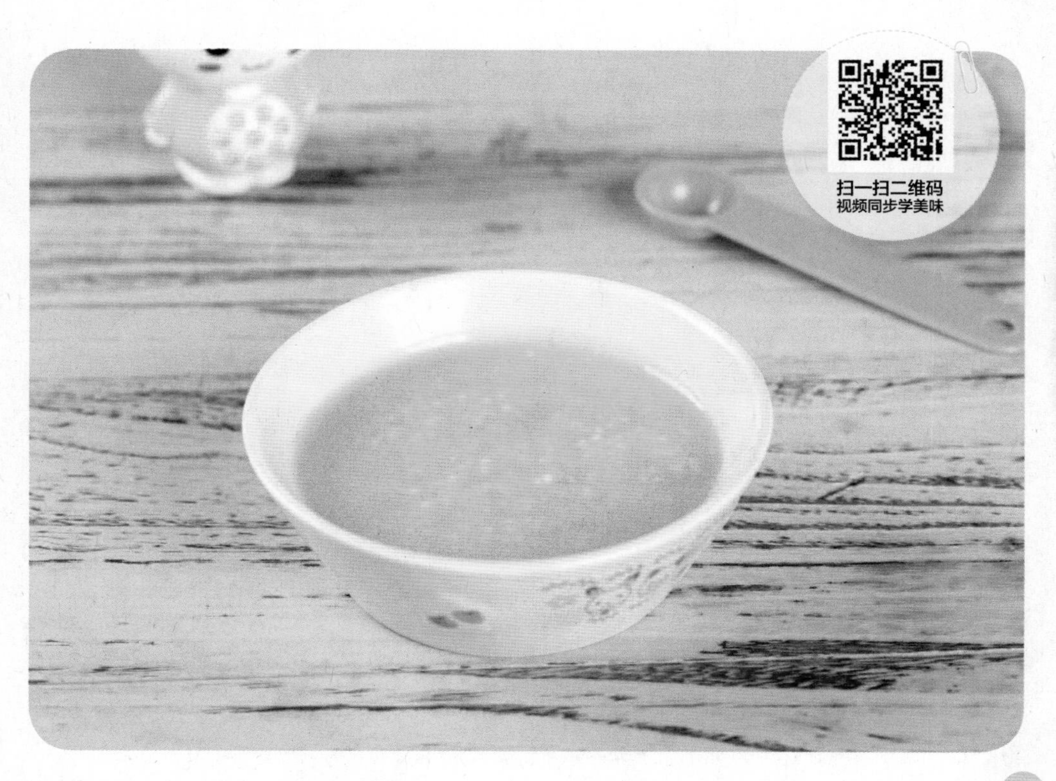

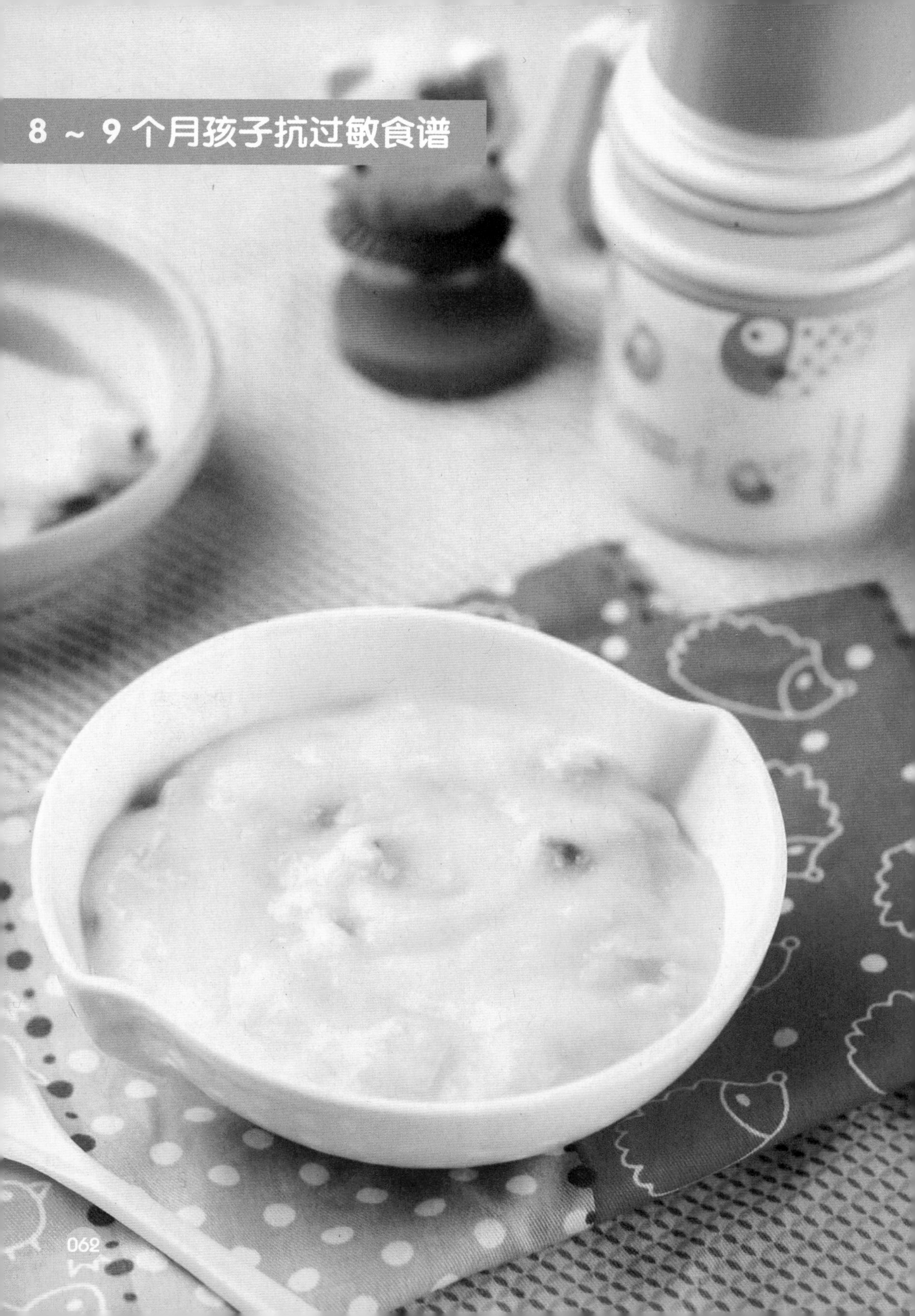

8 ~ 9 个月孩子抗过敏食谱

丝瓜粳米泥

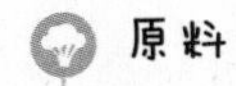

原料

丝瓜55克，粳米粉80克

做法

1 将洗净去皮的丝瓜切开，去子，切成条，再切丁。
2 取一个碗，倒入丝瓜丁、粳米粉。
3 注入适量清水，充分搅拌。
4 将拌好的丝瓜粳米泥倒入蒸碗中，待用。
5 电蒸锅注水烧开，放入丝瓜粳米泥。
6 盖上盖，将丝瓜粳米泥蒸熟。
7 揭盖，将蒸好的丝瓜粳米泥取出即可。

小叮咛

老丝瓜的丝瓜络较硬，且口感不好，因此，妈妈给孩子制作本品时应尽量选择鲜嫩的丝瓜。

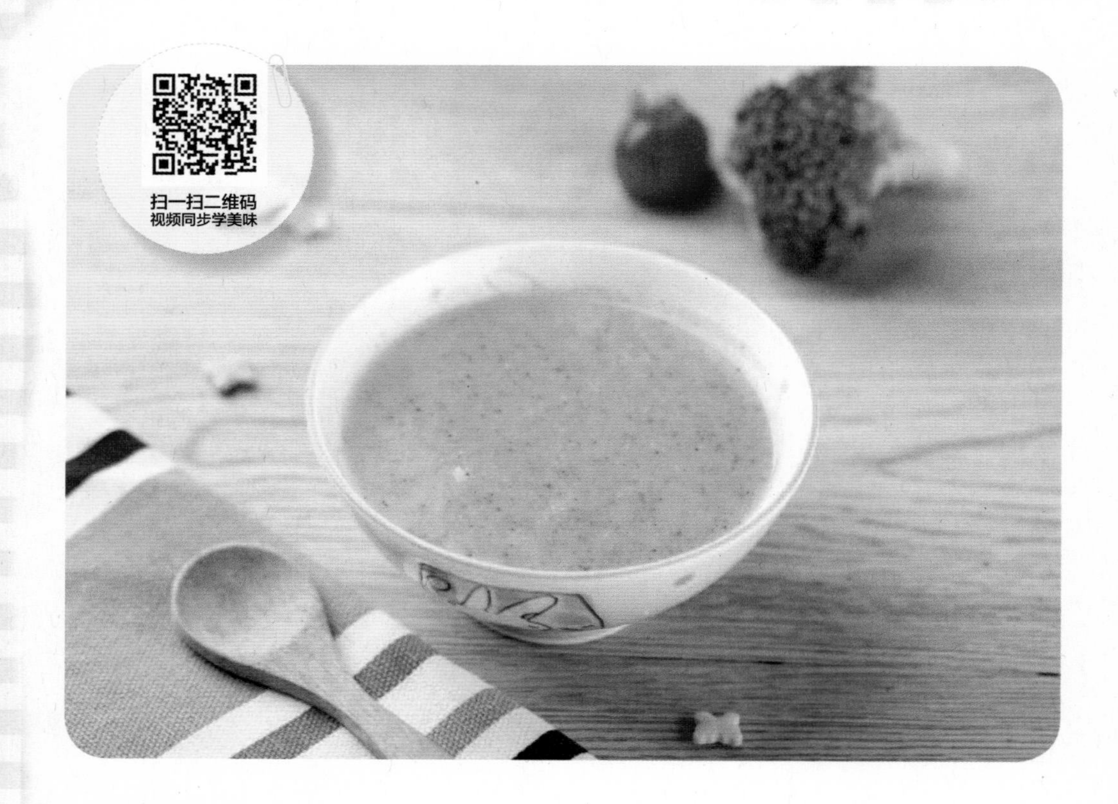

西蓝花糊

原料

西蓝花150克，配方奶粉8克，米粉60克

做法

1. 汤锅中注水烧开，放入洗净的西蓝花，煮约2分钟至熟，捞出，放凉后切碎。
2. 选择榨汁机搅拌刀座组合，放入西蓝花和适量清水，榨取西蓝花汁，装碗。
3. 把榨好的西蓝花汁倒入汤锅中，倒入米粉，拌匀。
4. 放入奶粉，用勺子持续搅拌，用小火煮成米糊，盛出即可。

小叮咛

奶粉不要加太多，以免掩盖米粉本身的味道。

蛋黄泥

原料

鸡蛋1个，配方奶粉15克

做法

1 砂锅中注入适量清水，用大火烧热，放入鸡蛋，用大火煮3分钟，至鸡蛋熟透。
2 揭开盖，捞出鸡蛋，放入凉水中，待用。
3 将放凉的鸡蛋去壳，剥去蛋白，留取蛋黄。
4 把蛋黄装入碗中，压成泥状。
5 将适量温开水倒入配方奶粉中，搅拌至配方奶粉完全溶化。
6 将拌好的配方奶粉倒入蛋黄中，搅拌均匀，装入碗中即可。

小叮咛

不要给1岁以内的宝宝吃鸡蛋白，以免宝宝过敏。

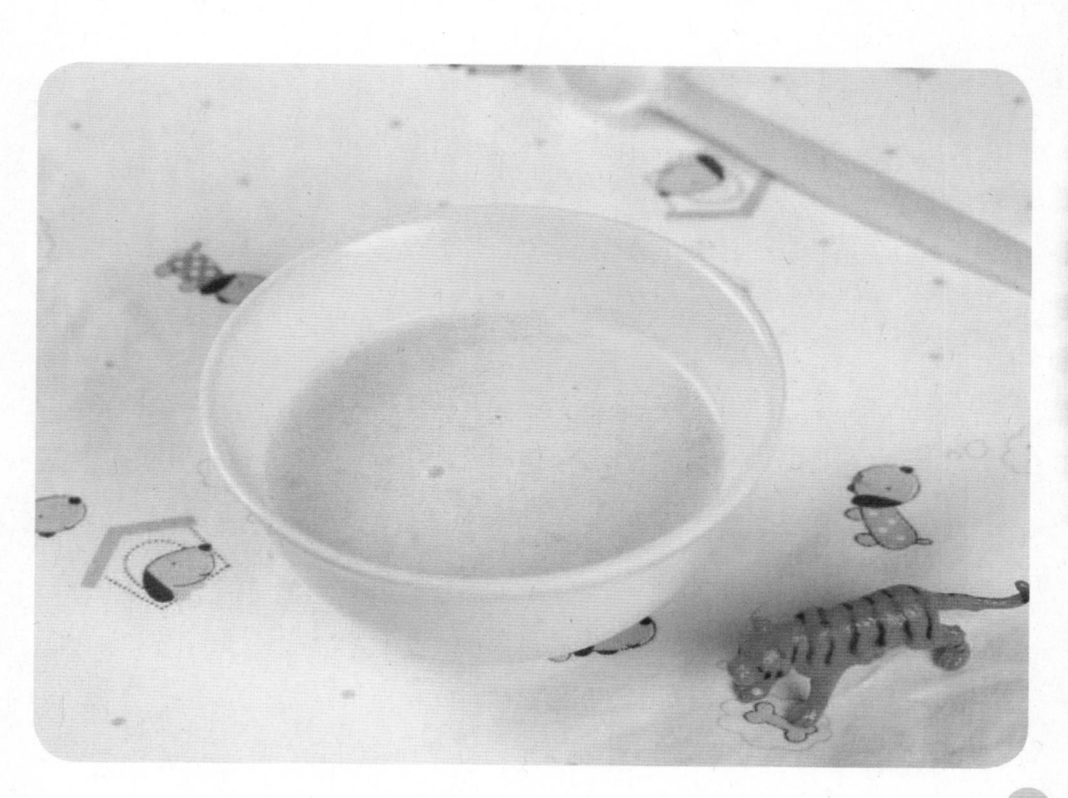

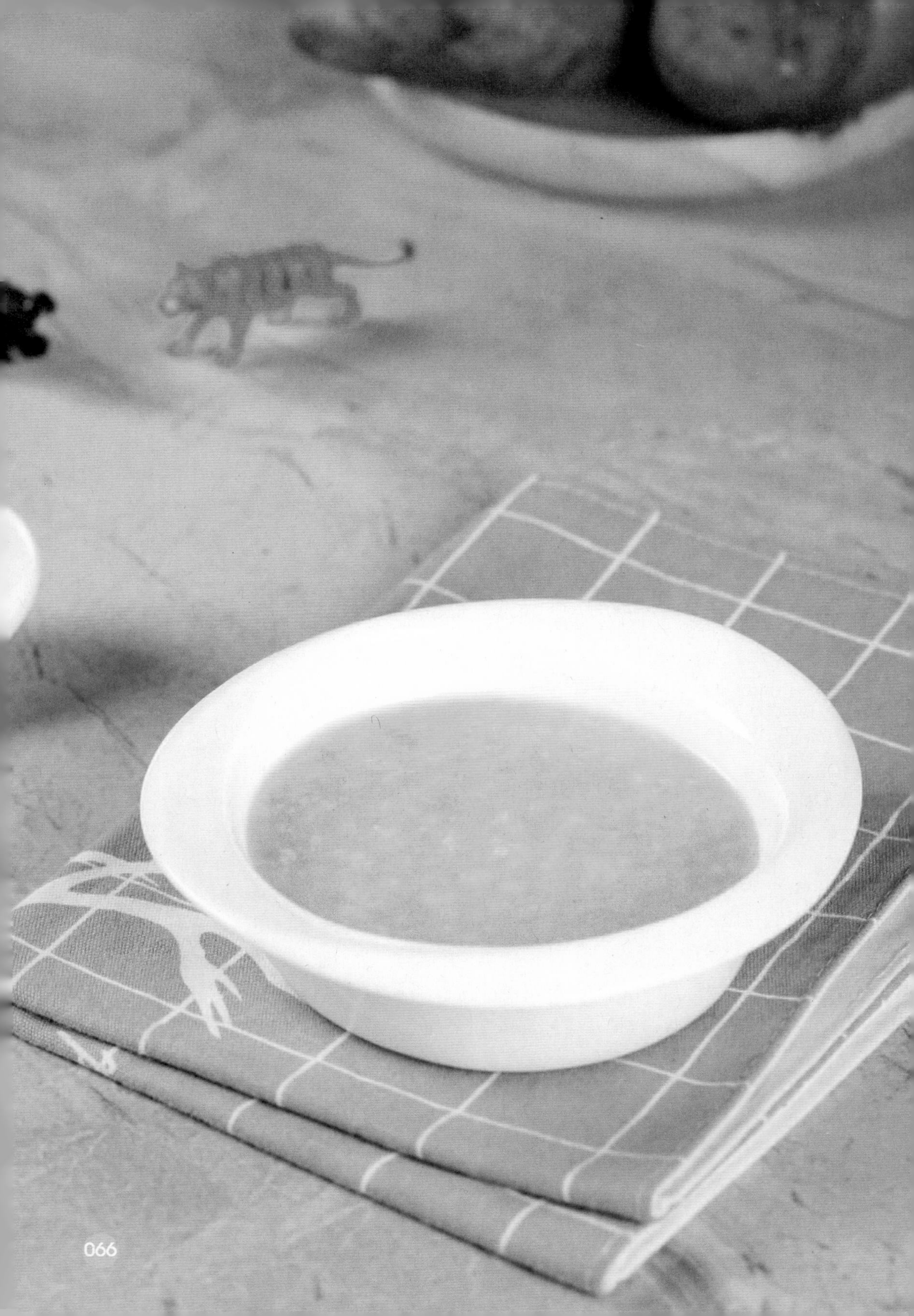

苹果米糊

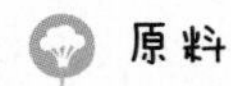

原料

苹果85克，红薯90克，米粉65克

做法

1 将去皮洗净的红薯切成片，改切成小丁。
2 将洗净去皮的苹果切小瓣，去核，切成片，改切成小丁。
3 蒸锅上火烧开，放入装有苹果、红薯的蒸盘，盖上锅盖，用中火蒸约15分钟至食材熟软。
4 揭盖，取出蒸好的红薯和苹果，放凉后置于案板上，分别压成泥。
5 汤锅中注入适量清水烧开，倒入苹果泥、红薯泥，轻轻搅拌几下。
6 倒入备好的米粉，拌煮片刻至食材混合均匀，呈米糊状。
7 关火后盛出煮好的米糊即可。

小叮咛

苹果和红薯可以蒸熟后压成泥，也直接用榨汁机或食物料理机打碎后再煮。

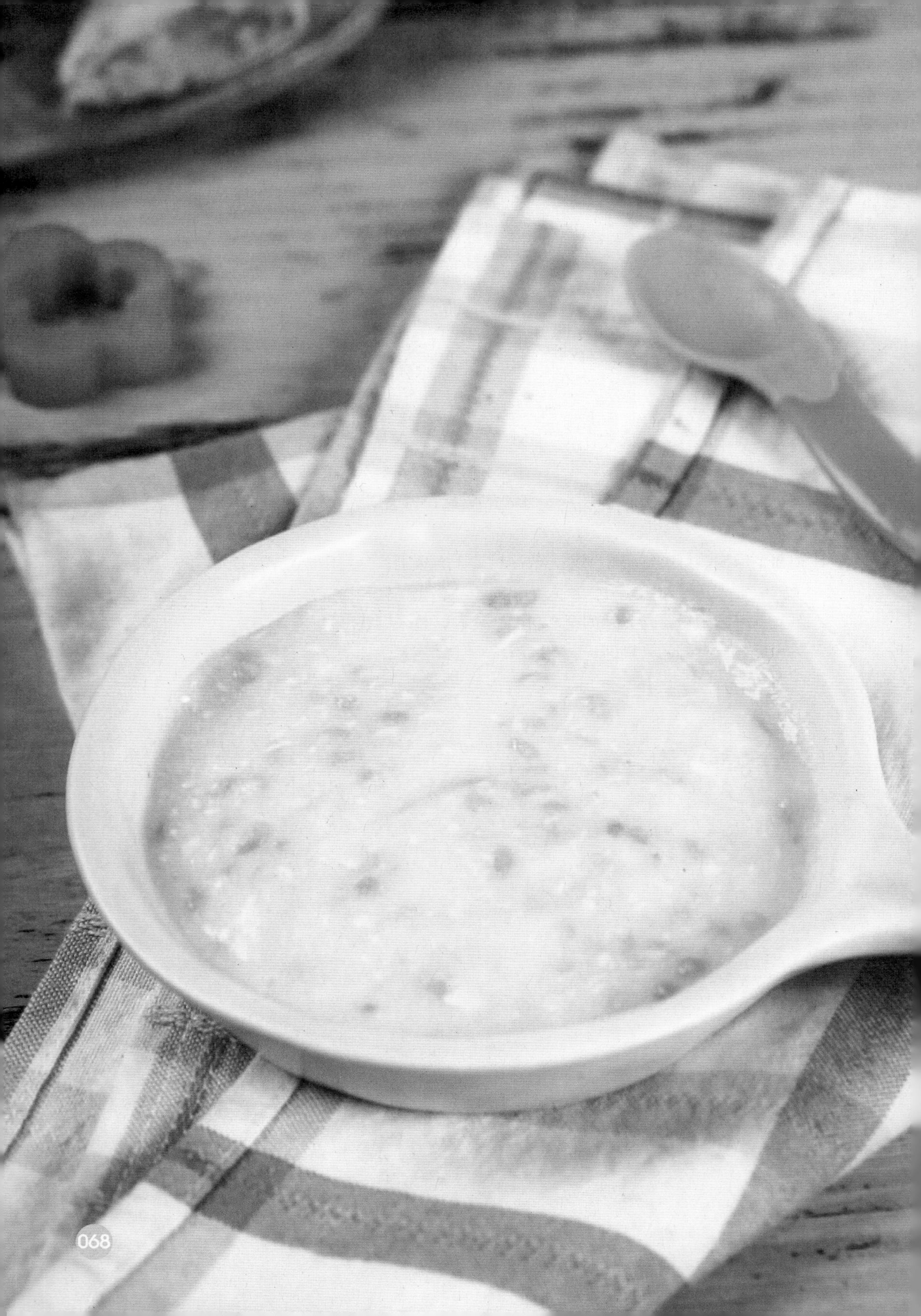

鸡肉橘子米糊

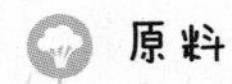

原料

水发大米130克，橘子肉60克，
鸡胸肉片40克

做法

1 沸水锅中倒入鸡胸肉片，煮约2分钟，捞出，沥干水分，装碟待用。
2 将橘子肉剥去外膜，取出瓤肉；鸡胸肉片切碎。
3 取出榨汁机，揭盖，倒入泡好的大米，注入适量清水，将大米榨成米浆。
4 砂锅置火上，倒入米浆，搅匀。
5 加盖，用大火煮开后转小火煮15分钟成米糊。
6 揭盖，倒入鸡胸肉、橘子瓤肉，搅匀，用大火煮约5分钟至食材熟软，关火后盛出即可。

小叮咛

鸡肉不容易引起过敏，给孩子的辅食中添加荤食时，可优先选择鸡肉，但量不宜过多，应少量逐次添加。

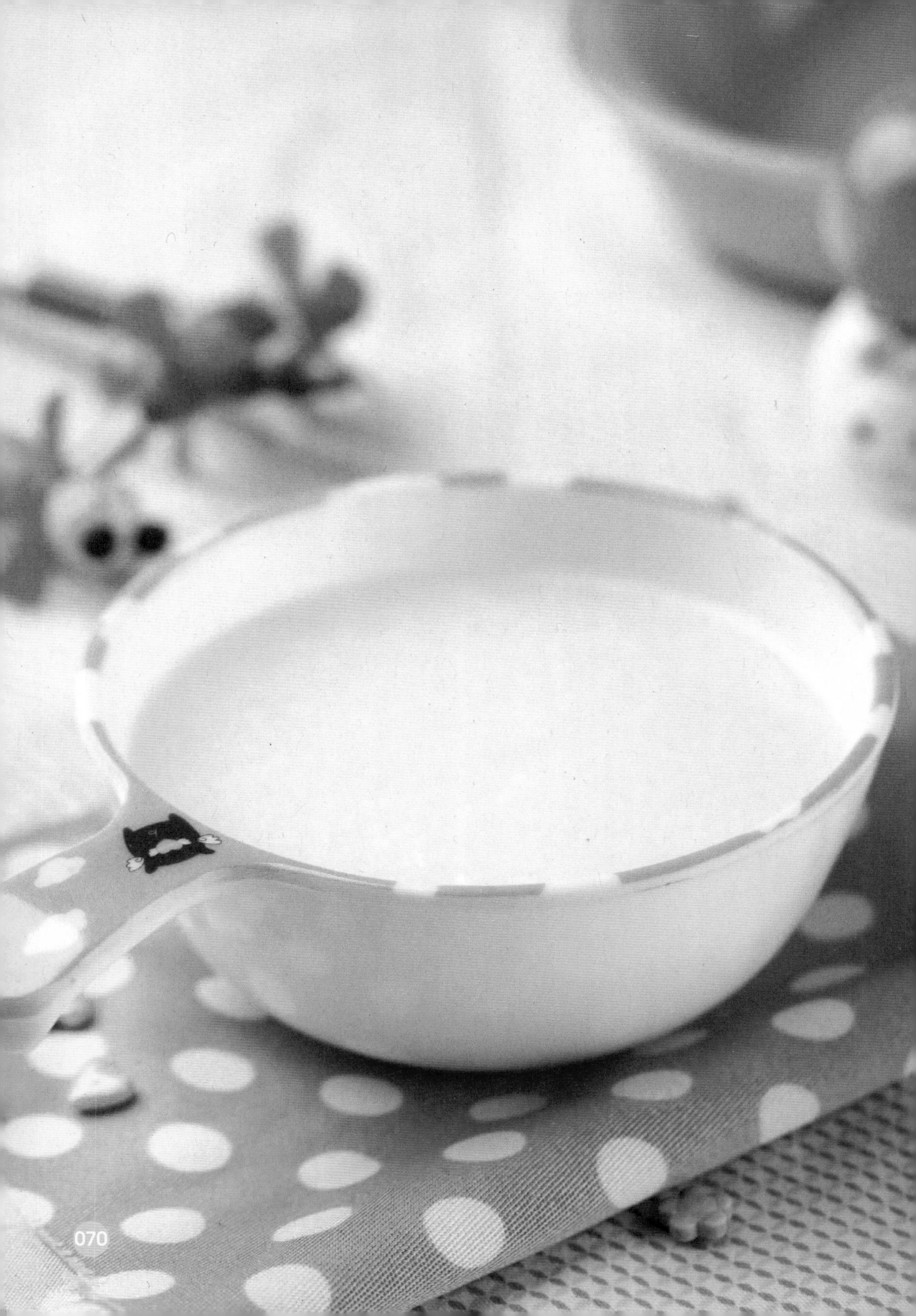

白萝卜稀粥

原料

水发米碎80克，白萝卜120克

做法

1 洗好去皮的白萝卜切成小块，装盘待用。
2 取榨汁机，选择搅拌刀座组合，放入白萝卜和少许温开水，榨取汁水。
3 将榨好的白萝卜汁滤入碗中，备用。
4 砂锅置于火上，倒入白萝卜汁，盖上盖，用中火煮至沸。
5 揭开盖，倒入备好的米碎，搅拌均匀。
6 盖上盖，烧开后用小火煮约20分钟，至食材熟透。
7 揭盖，搅拌一会儿，关火后盛出煮好的稀粥即可。

小叮咛

白萝卜的大小以中型偏小为佳，这种白萝卜肉质比较紧密、充实，口感好。

10 ~ 12 个月孩子抗过敏食谱

苹果玉米粥

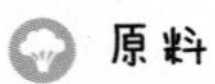

原料

玉米碎80克，熟鸡蛋黄1个，
苹果50克

做法

1 将洗好的苹果削去果皮，去核，把果肉切成丁，再剁碎。
2 将鸡蛋黄切成细末，备用。
3 砂锅中注入适量清水烧开，倒入玉米碎，搅拌均匀。
4 盖上盖，烧开后用小火煮约15分钟至其呈糊状。
5 揭盖，向锅中倒入苹果碎，撒上鸡蛋黄末，搅拌均匀。
6 关火后盛出煮好的苹果玉米粥，装入碗中即可。

小叮咛

可以将切好的苹果泡在水中，既能防止苹果被氧化，又能使其保持更多的水分。

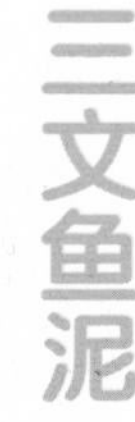
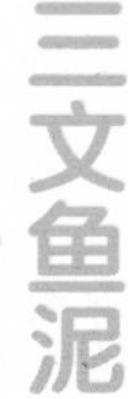

三文鱼泥

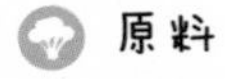

原料

三文鱼肉120克

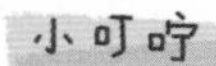

小叮咛

如果宝宝是过敏体质，最好是在满9月龄以后再添加鱼肉，且量不宜多。

做法

1 蒸锅注水烧开，放入三文鱼肉，盖上盖，中火蒸约15分钟至熟。
2 揭盖，取出三文鱼，放凉待用。
3 取一个干净的大碗，放入三文鱼肉，将三文鱼肉压成泥状。
4 另取一个干净的小碗，盛入拌好的三文鱼泥即可。

菠菜拌鱼肉

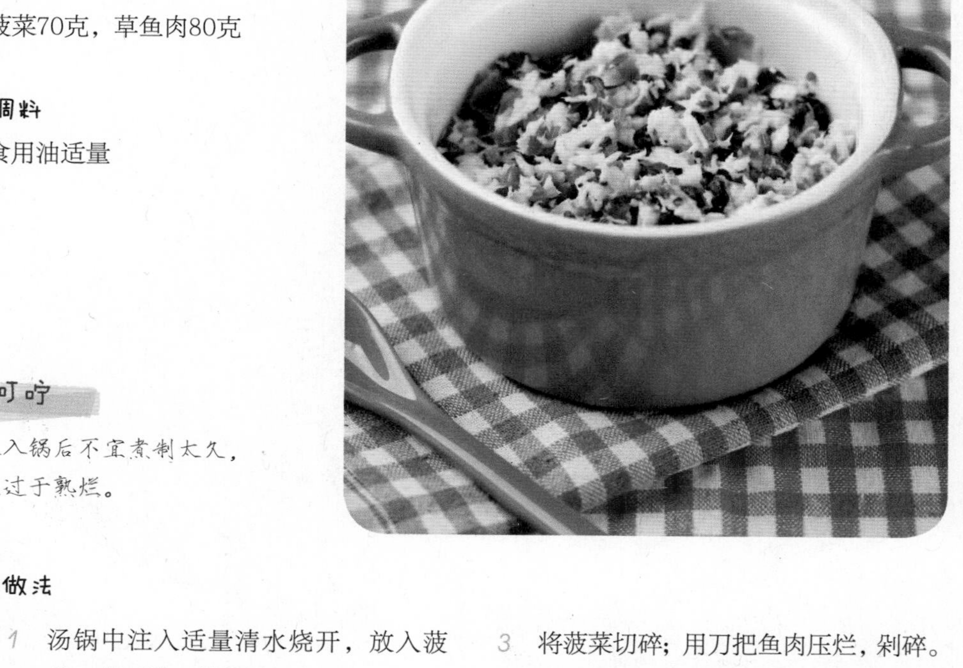

原料

菠菜70克，草鱼肉80克

调料

食用油适量

小叮咛

菠菜入锅后不宜煮制太久，以免过于熟烂。

做法

1 汤锅中注入适量清水烧开，放入菠菜，煮至熟，捞出待用。
2 将装有鱼肉的盘子放入烧开的蒸锅中，用大火蒸10分钟至熟，把蒸熟的鱼肉取出。
3 将菠菜切碎；用刀把鱼肉压烂，剁碎。
4 用油起锅，倒入鱼肉、菠菜，拌炒均匀，炒出香味。
5 将锅中材料盛出，装入碗中即可。

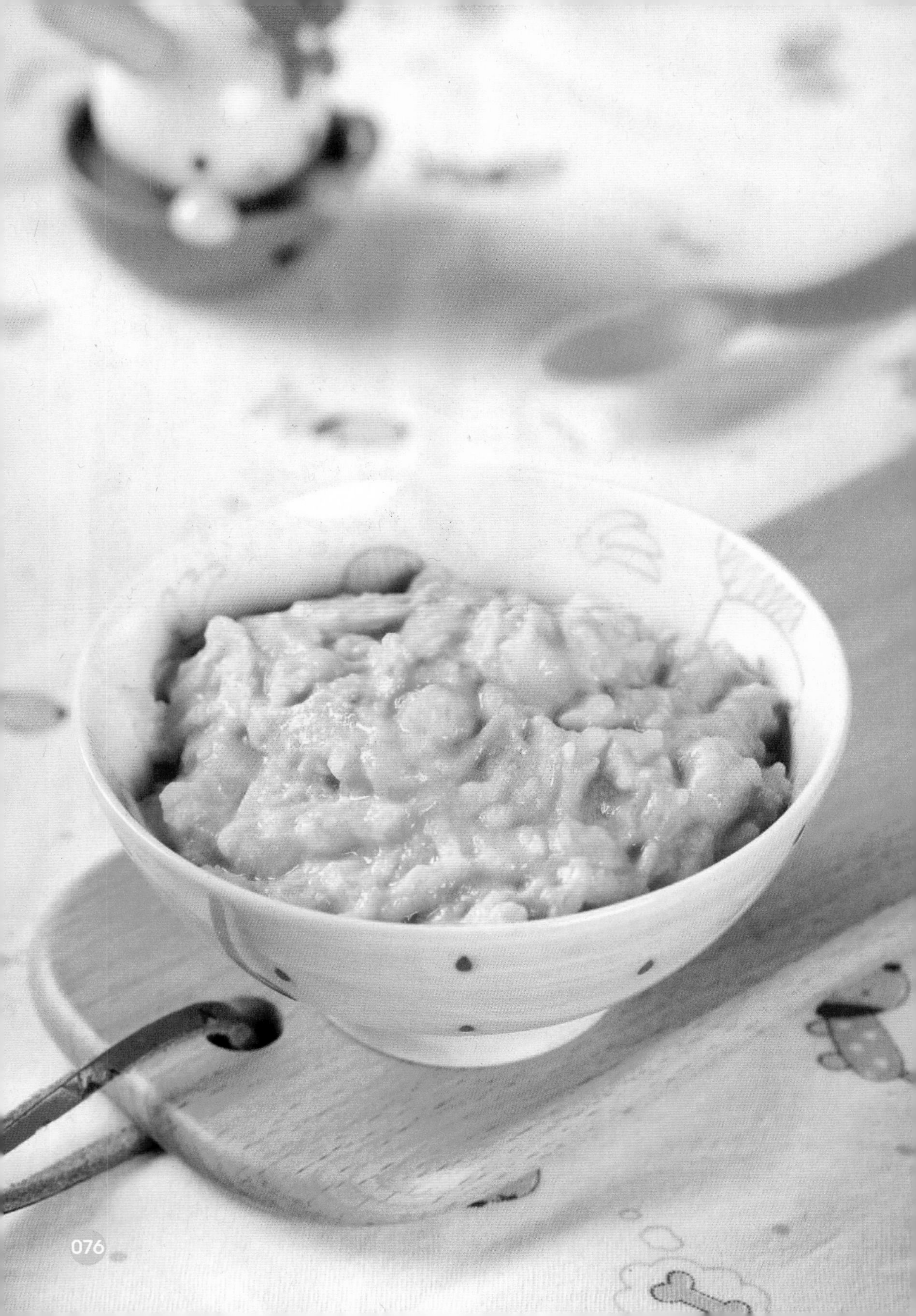

水果蔬菜布丁

原料

香蕉1根，苹果80克，土豆90克，鸡蛋1个，配方奶粉10克

做法

1. 将去皮洗净的土豆切成片；去皮洗好的苹果切瓣，去核，切片，改切成丝，剁碎；香蕉去皮，用刀压烂，剁成泥后装入碗中。
2. 将鸡蛋打入碗中，取出蛋黄；配方奶粉中加入少许清水，调匀备用。
3. 蒸锅上火烧开，放入土豆，用中火蒸 15 分钟至熟软，取出，用刀压烂，剁成泥。
4. 把土豆泥装入碗中，加入香蕉泥，搅拌匀，加入调好的配方奶，快速搅拌均匀。
5. 加入蛋黄，拌匀，放入苹果碎，拌匀。
6. 把拌好的材料倒入另一个碗中，放入烧开的蒸锅中，用中火蒸7分钟至熟即可。

小叮咛

本品也可以根据孩子的喜好，加入其他不易过敏的蔬果。

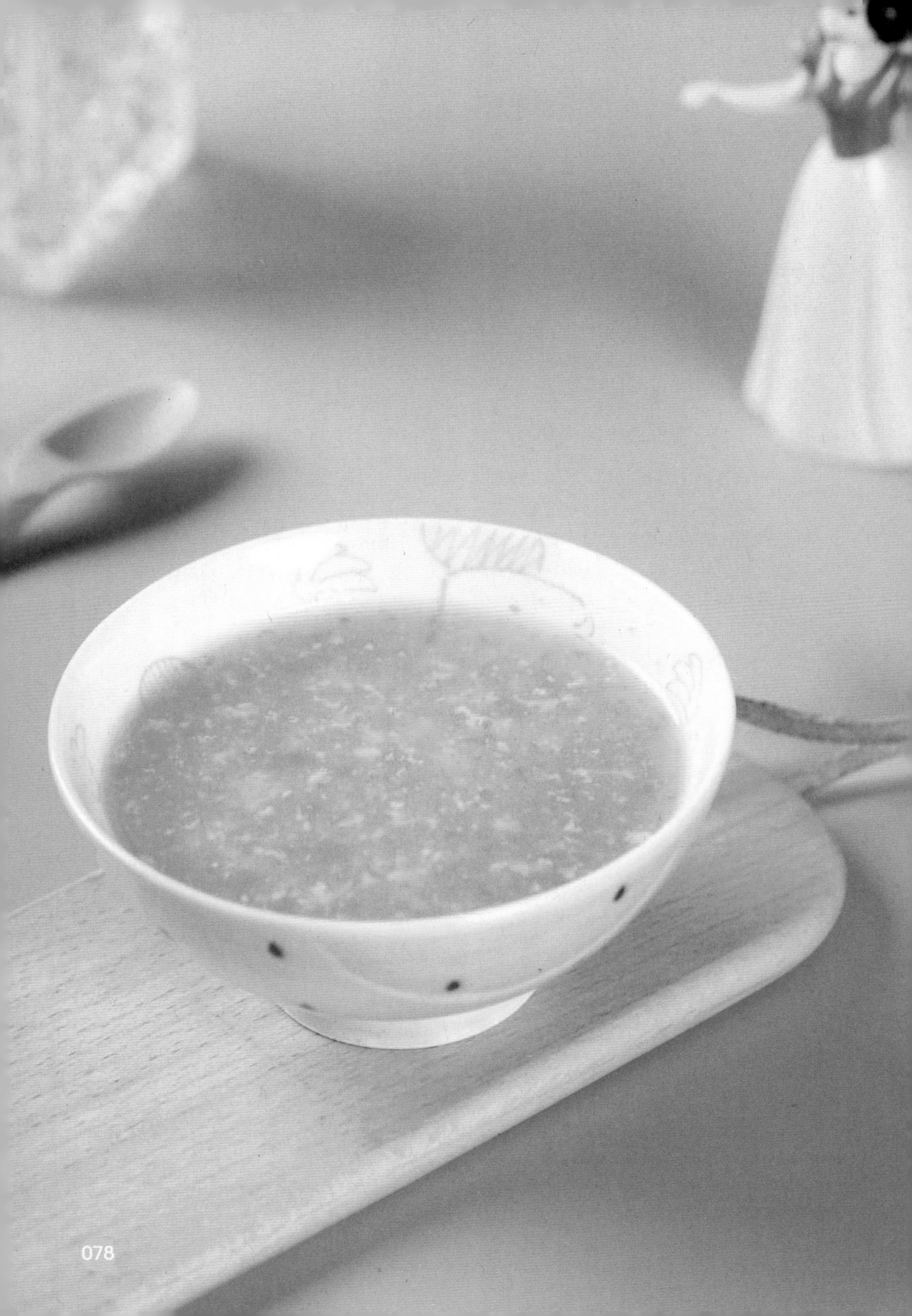

土豆胡萝卜肉末羹

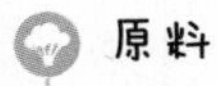

原料

土豆110克，胡萝卜85克，肉末50克

做法

1 把去皮洗净的土豆切片；洗好的胡萝卜切片。
2 把胡萝卜和土豆分别装盘，放入烧开的蒸锅中。
3 盖上盖，用中火蒸15分钟至熟。
4 揭盖，把蒸好的胡萝卜、土豆取出，放入备好的榨汁机中，加入适量清水，榨取土豆胡萝卜汁。
5 把榨好的土豆胡萝卜汁倒入碗中。
6 砂锅中注水烧开，放入肉末，倒入土豆胡萝卜汁，拌匀煮沸。
7 用勺子持续搅拌，煮至食材熟透，盛出即可。

小叮咛

家长可以根据宝宝的实际情况，调整食材的大小，以便食用。

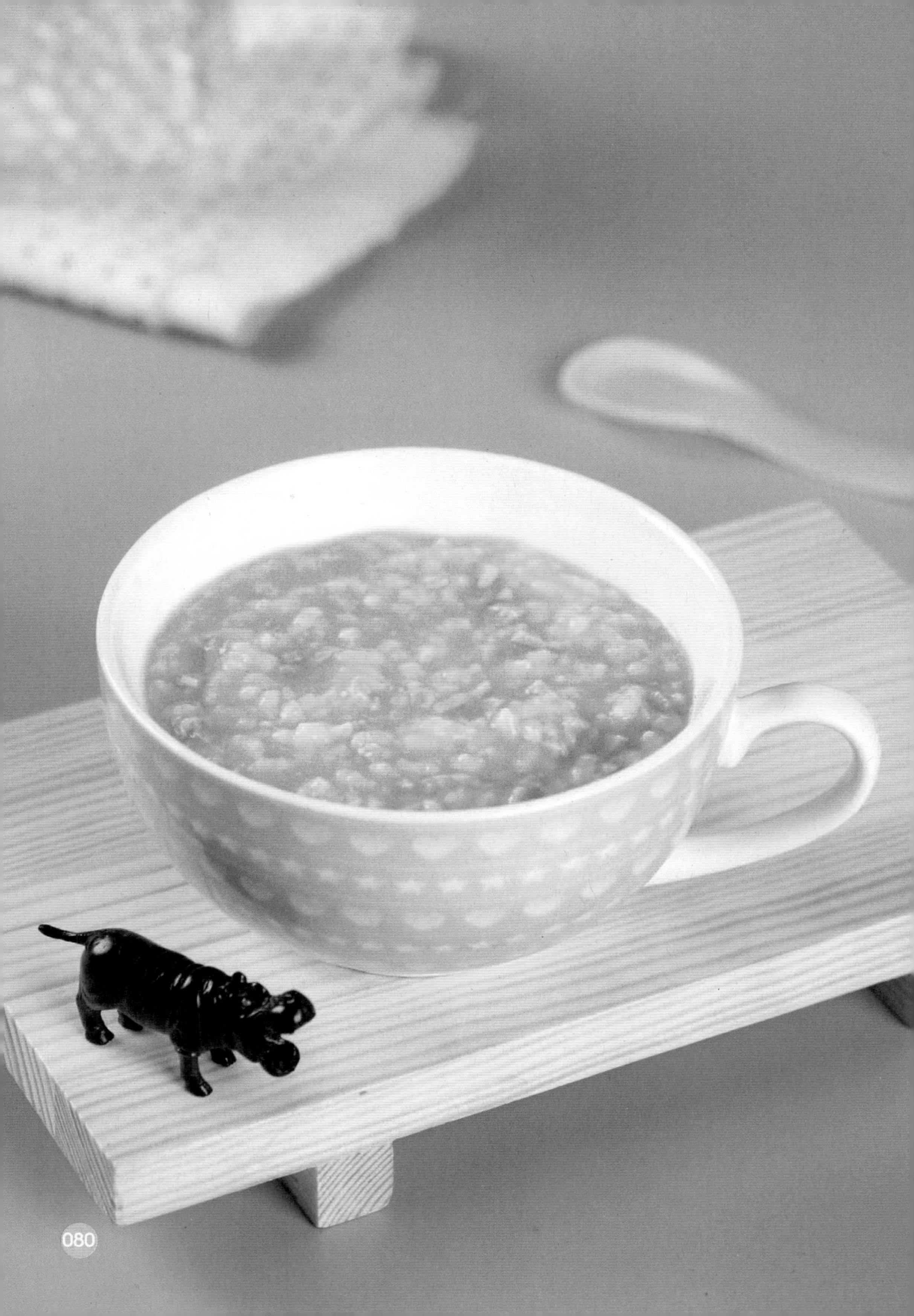

牛肉南瓜粥

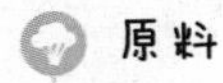

原料

水发大米90克，去皮南瓜85克，牛肉45克

做法

1 蒸锅上火烧开，放入南瓜、牛肉，用中火蒸约15分钟，取出，放凉待用。
2 将放凉的牛肉切片，改切成小粒。
3 把放凉的南瓜切片，再切条形，改切成粒。
4 砂锅注水烧开，倒入大米，搅匀，盖上盖，烧开后用小火煮约10分钟。
5 揭盖，倒入牛肉、南瓜，拌匀。
6 盖上盖，用中小火煮约20分钟至所有食材熟透。
7 揭盖，搅拌几下，至粥浓稠，关火后盛出即可。

小叮咛

牛肉一定要煮熟透，否则不易咀嚼，也影响消化。

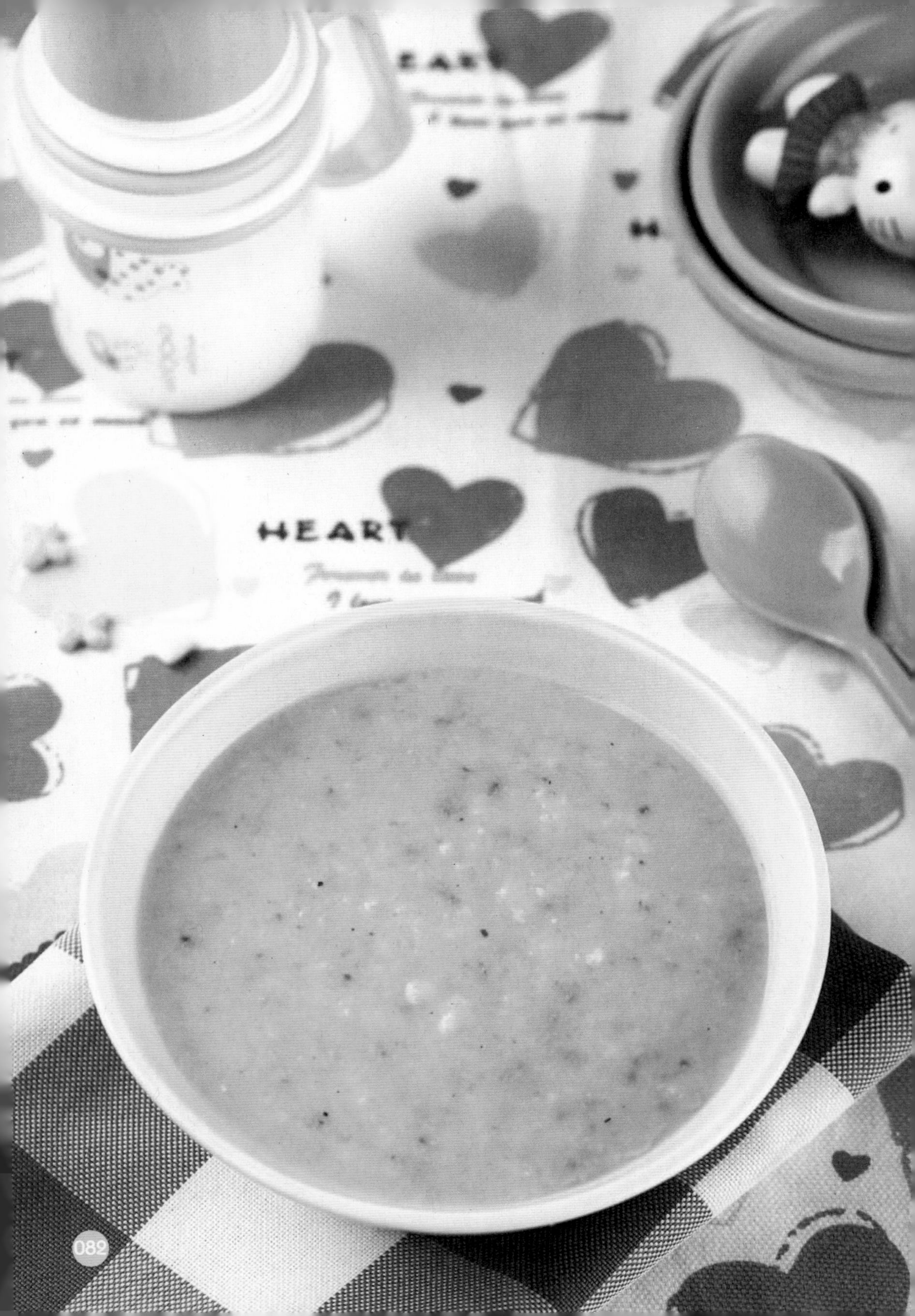
HEART

鸡肝土豆粥

原料

米碎、土豆各80克，净鸡肝70克

做法

1 将去皮洗净的土豆切成小块。
2 蒸锅上火烧沸，放入装有土豆块和鸡肝的蒸盘，用中火蒸约15分钟至食材熟透。
3 取出蒸好的食材，放凉待用。
4 将放凉的土豆压成泥，鸡肝压成泥，待用。
5 汤锅中注入适量清水烧热，倒入米碎，搅拌几下，用小火煮约4分钟，至米粒呈糊状。
6 倒入土豆泥，搅拌匀，放入鸡肝泥，拌匀，搅散。
7 续煮片刻至沸，关火后盛出即可。

小叮咛

鸡肝中含有的铁质非常丰富，很适合缺铁的婴幼儿食用。

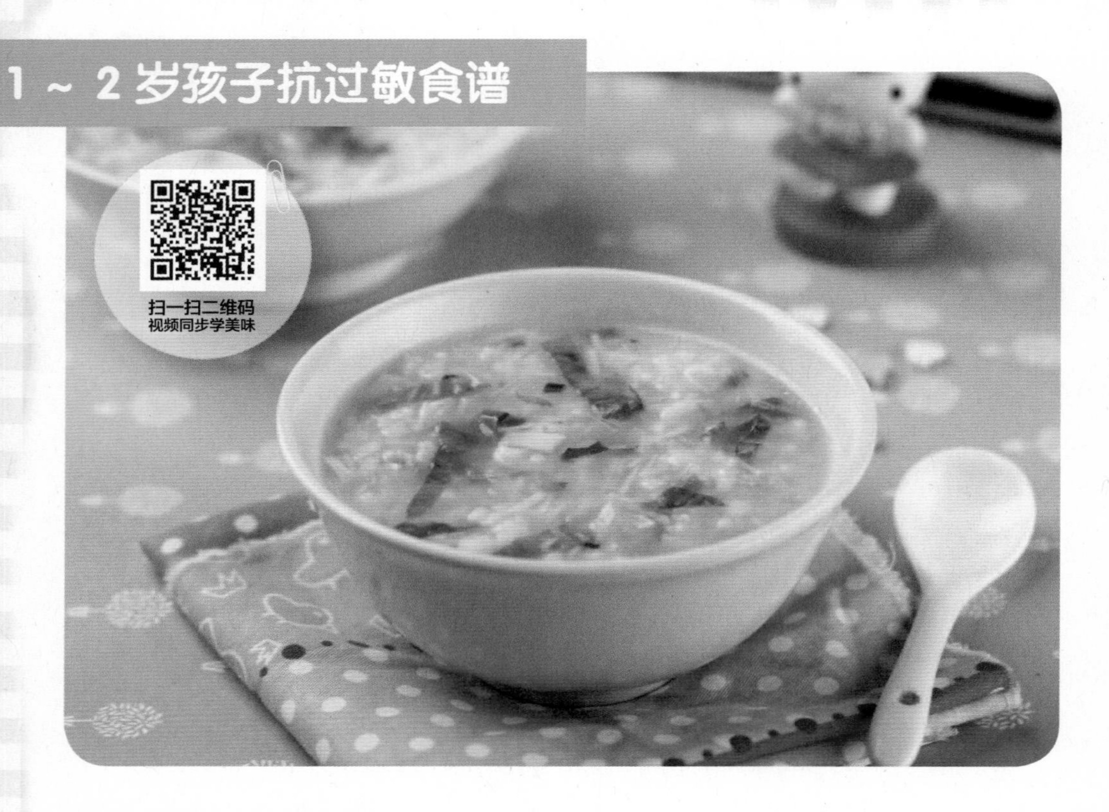

上海青鱼肉粥

原料

鲜鲈鱼、上海青各50克，水发大米95克

调料

盐2克，水淀粉2毫升

做法

1 将洗净的上海青切成丝，再切成粒。
2 把处理干净的鲈鱼切成片，装入碗中，加1克盐、水淀粉，抓匀，腌渍10分钟。
3 锅中注水烧开，倒入水发好的大米，拌匀。
4 盖上盖，用小火煮30分钟至大米熟烂。
5 倒入鱼片，搅拌匀，放入切好的上海青。
6 往锅中加入1克盐，用锅勺拌匀调味，盛出即可。

小叮咛

出锅前放入上海青拌匀即可，以免煮太长时间造成青菜营养成分流失。

牛奶面包粥

原料

面包55克，牛奶120毫升

做法

1 将面包切细条形，再切成丁，备用。
2 砂锅中注入适量清水烧开，倒入备好的牛奶。
3 煮沸后倒入面包丁，搅拌匀，煮至变软。
4 关火后盛出煮好的牛奶面包粥即可。

小叮咛

牛奶不宜煮太久，以免破坏其营养成分。牛奶也可以用配方奶代替。

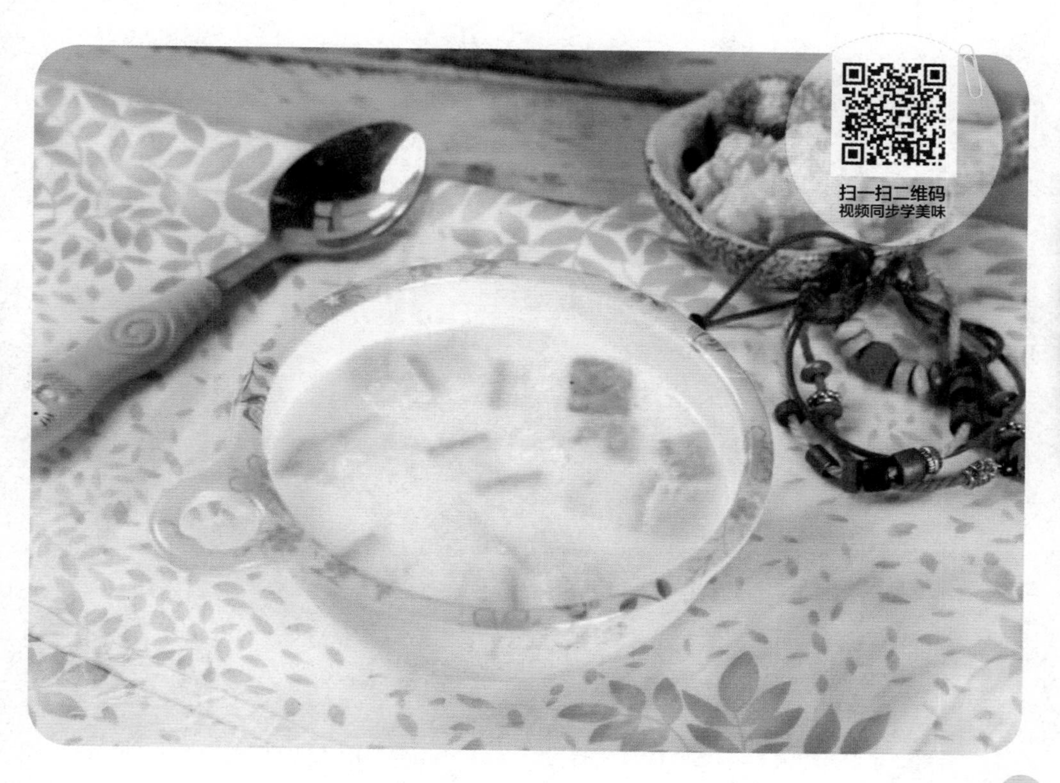

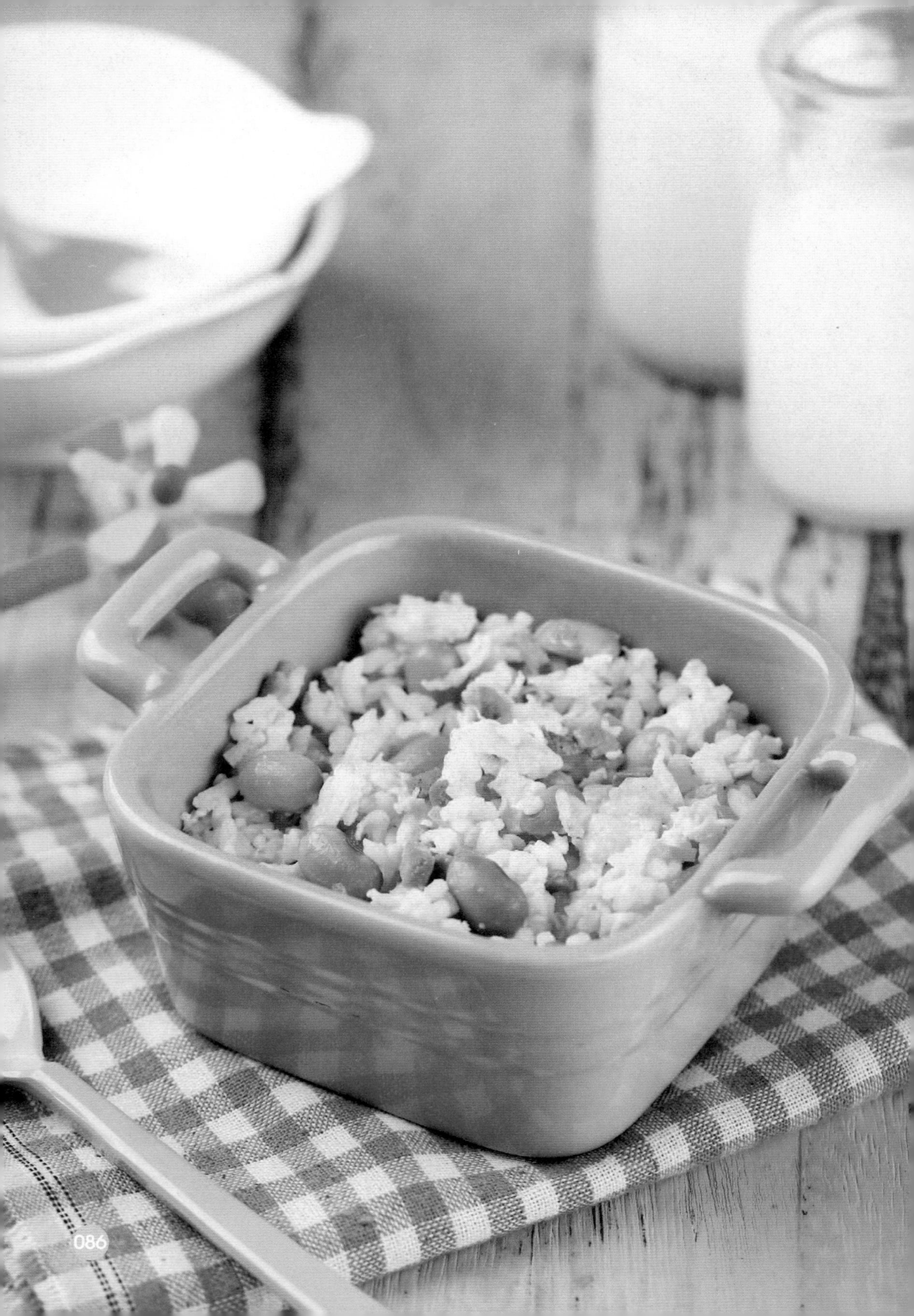

什锦煨饭

原料

鸡蛋1个，土豆、胡萝卜各35克，青豆、猪肝各40克，米饭150克，葱花少许

调料

盐2克，鸡粉少许，食用油适量

做法

1 将胡萝卜切粒；土豆切丁；猪肝剁成细末。
2 鸡蛋打入碗中，搅散、调匀，制成蛋液。
3 用油起锅，倒入切好的猪肝，翻炒一会儿至其松散，倒入土豆丁，撒入胡萝卜粒，翻炒匀。
4 注入适量清水，搅匀，调入盐、鸡粉，再下入青豆，盖上盖子，用小火焖至食材熟软。
5 搅动几下，再倒入备好的米饭，拌炒至米粒散开，再用中火煮片刻至汤汁沸腾。
6 淋入备好的蛋液，翻炒至蛋液熟透，撒上葱花，炒出葱香味，关火盛出即可。

小叮咛

孩子1岁以后就可以吃全蛋了，以前很多会过敏的食材，也可以尝试一下。

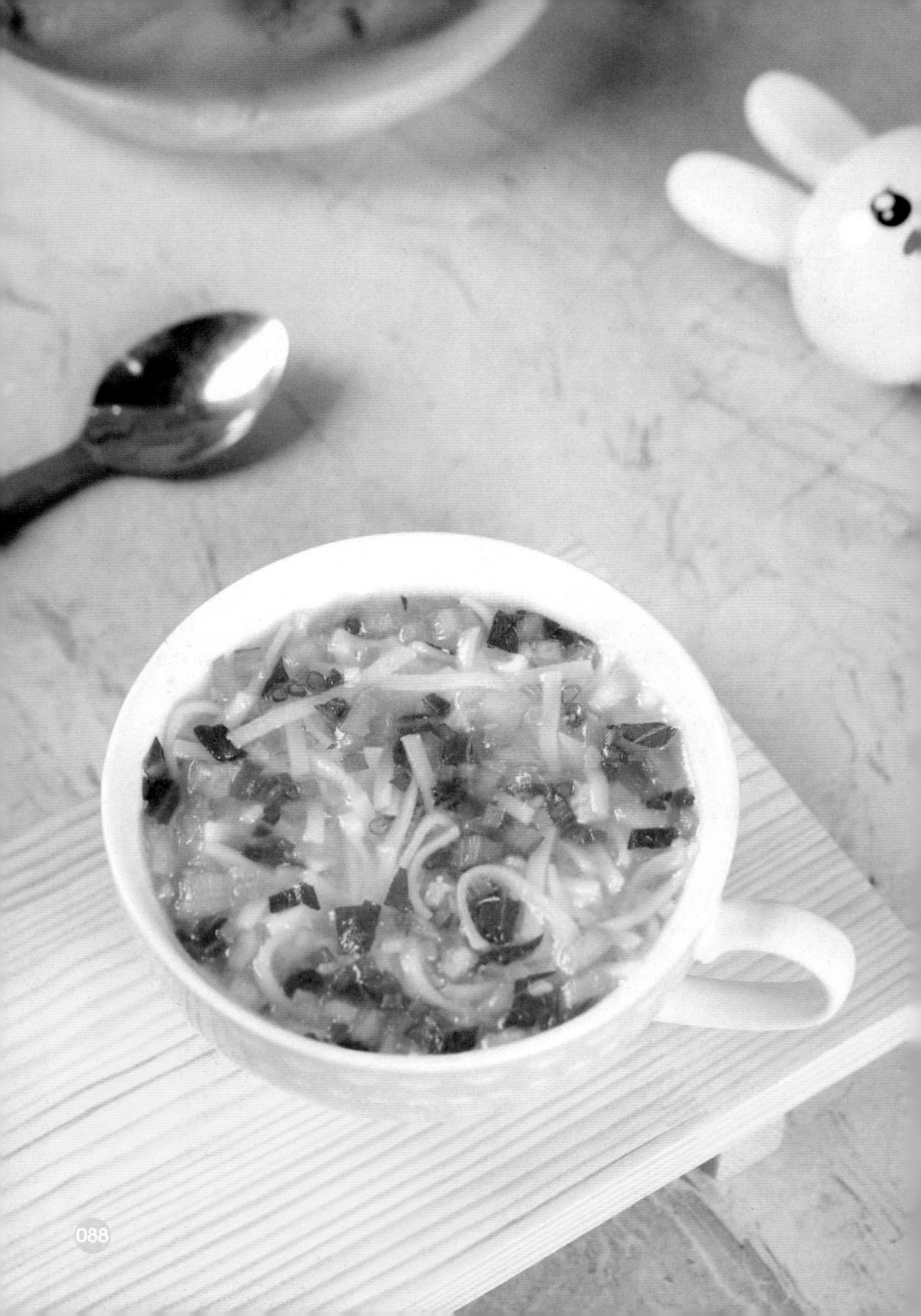

肉末碎面条

原料

肉末50克，上海青、胡萝卜各适量，湿面条120克，葱花少许

调料

盐2克，食用油适量

做法

1 将去皮洗净的胡萝卜切片，切成细丝，再切成粒。
2 洗好的上海青切粗丝，再切成粒；面条切成小段。
3 用油起锅，倒入备好的肉末，翻炒至其松散、变色。
4 下入胡萝卜、上海青，翻炒几下，注入适量清水，翻炒均匀。
5 加入盐，拌匀调味，用大火煮片刻。
6 待汤汁沸腾后下入切好的面条，中火煮至全部食材熟透。
7 关火后盛出装碗，撒上葱花即可。

小叮咛

面条切段时，最好选择没有水的案板，以免沾水后黏在一起，不容易煮熟。

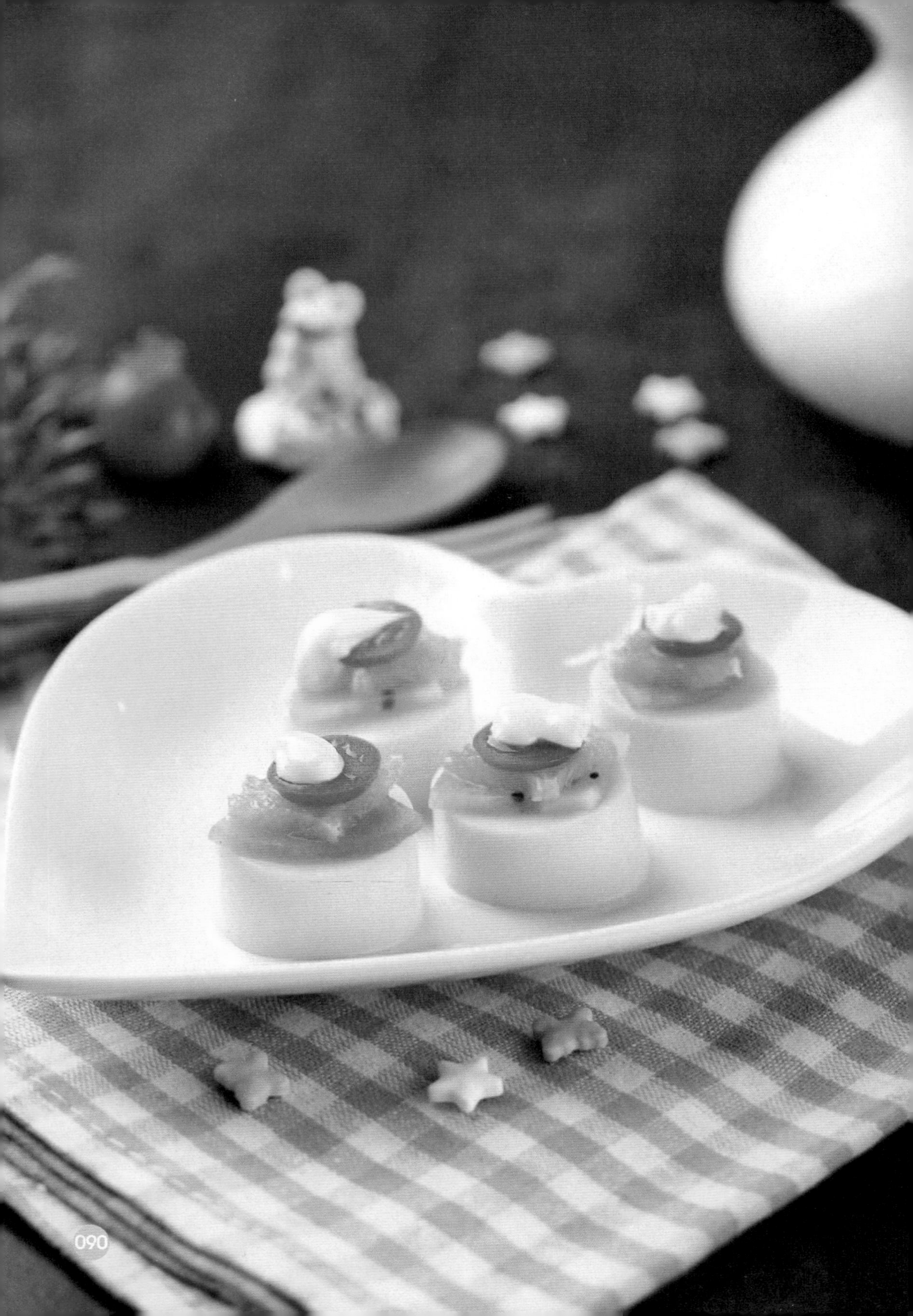

水果豆腐沙拉

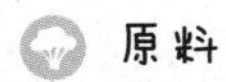

原料

橙子40克，日本豆腐70克，猕猴桃30克，圣女果25克，酸奶30毫升

做法

1 将日本豆腐去除外包装，切成棋子块。
2 去皮洗好的猕猴桃切成片。
3 洗净的圣女果切成片。
4 将橙子去皮切成片。
5 锅中注入适量清水，用大火烧开。
6 放入切好的日本豆腐，煮半分钟至其熟透，把煮好的日本豆腐捞出，装入盘中。
7 把切好的水果放在日本豆腐块上，淋上酸奶即可。

小叮咛

给1岁左右孩子吃的酸奶最好是在家自制的原味酸奶，更健康、营养。酸奶不宜加太多，以免掩盖豆腐和水果本身的味道。

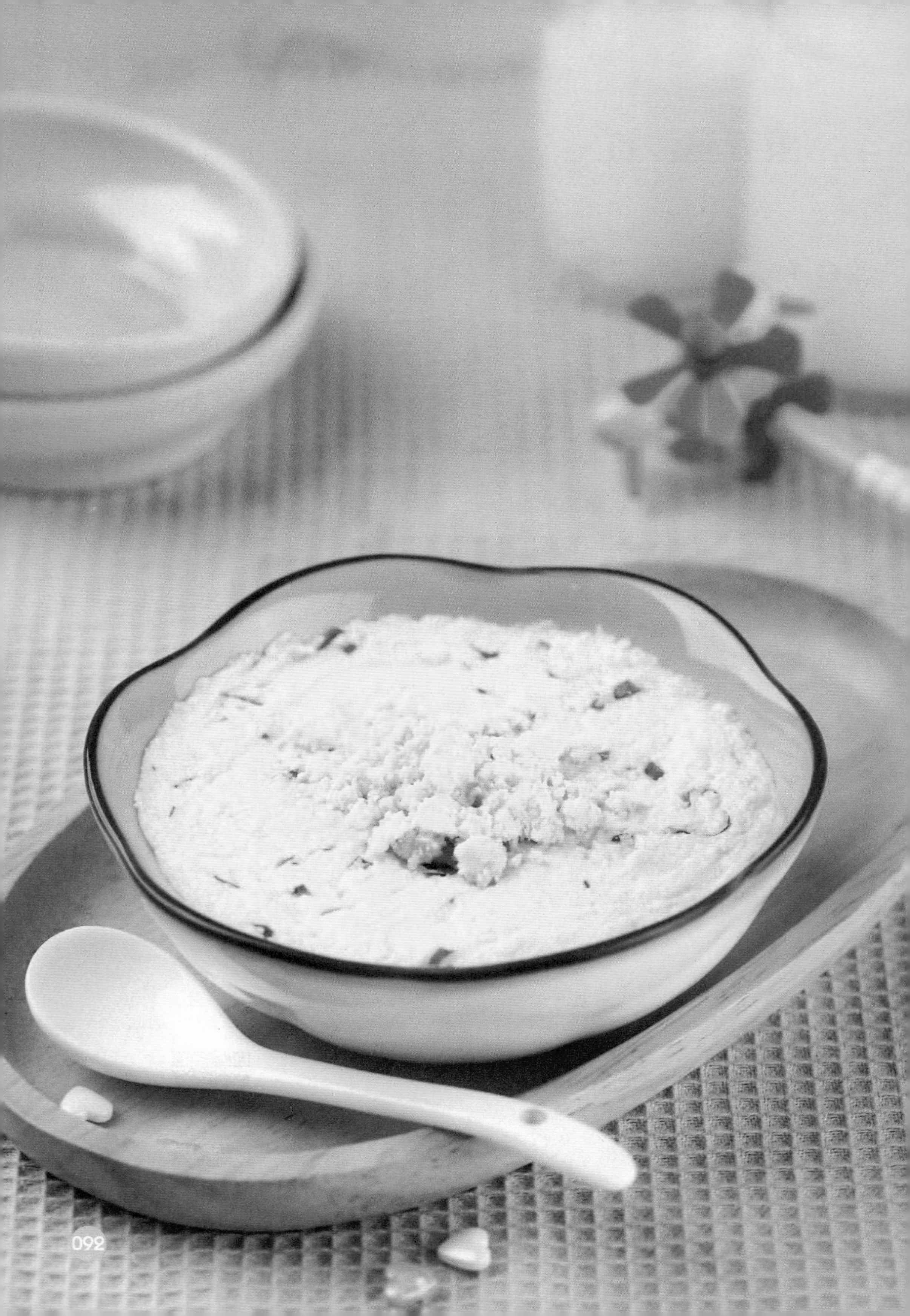

青菜蒸豆腐

原料

豆腐100克，上海青60克，熟鸡蛋1个

调料

盐2克，水淀粉4毫升

做法

1. 锅中注入适量清水烧开，放入洗净的上海青，焯至断生后捞出沥干，放凉后剁成末。
2. 熟鸡蛋取出蛋黄，切成碎末；将豆腐压碎，剁成泥。
3. 将豆腐泥、青菜末倒入碗中，加盐并拌至盐分溶化，淋入水淀粉，拌匀上浆。
4. 将拌好的食材装入另一个大碗中，抹平，均匀地撒上蛋黄末。
5. 蒸锅上火烧沸，放入食材，用中火蒸约8分钟至熟透。
6. 取出蒸好的菜肴即可。

小叮咛

如果孩子不喜欢豆腥味，可将豆腐焯水后再压碎。

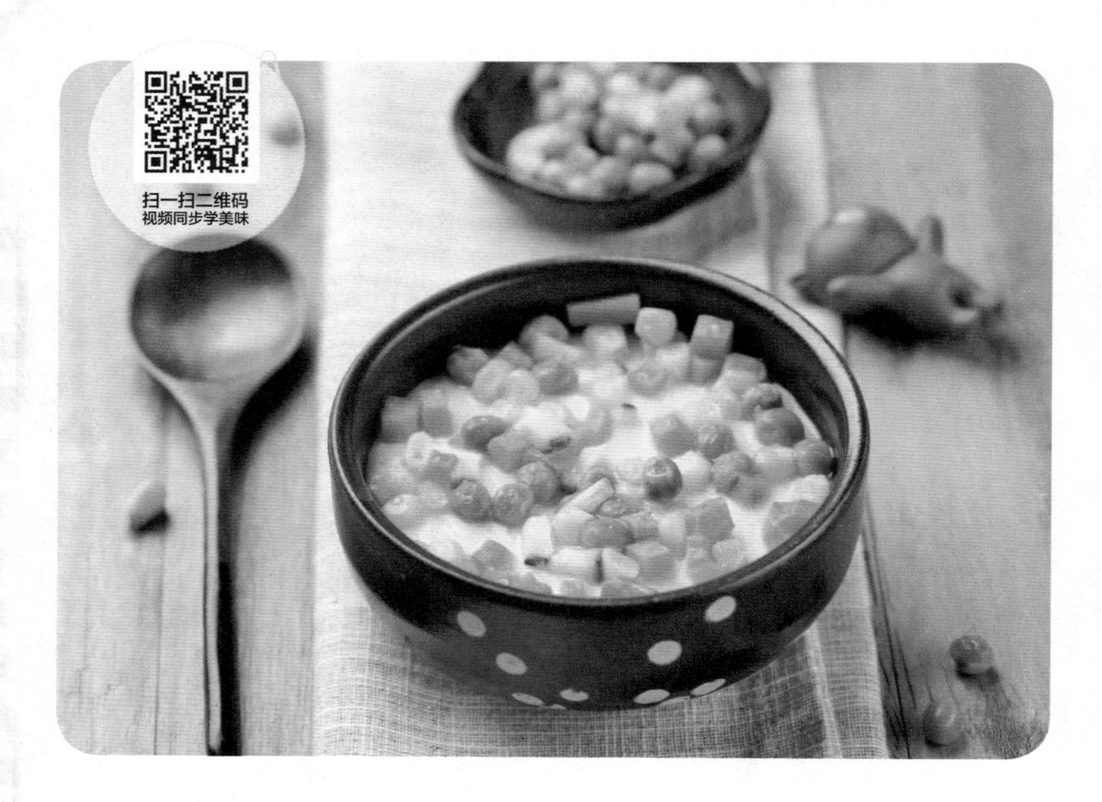

彩蔬蒸蛋

原料

鸡蛋2个，嫩玉米粒45克，嫩豌豆25克，胡萝卜30克，香菇15克

调料

盐、鸡粉各3克，食用油少许

做法

1 将洗净的香菇、胡萝卜分别切丁。

2 开水锅中加少许盐、食用油，倒入胡萝卜、香菇，煮约半分钟，放入玉米粒、豌豆，煮约1分钟，捞出食材，待用。

3 鸡蛋打入碗中，加入少许盐、鸡粉，边搅拌边倒入清水，至混合均匀，倒入蒸盘，待用。

4 将焯过水的材料装入碗中，加入少许盐、鸡粉、食用油，拌匀，待用。

5 蒸锅上火烧开，放入蒸盘，用中火蒸约5分钟，将拌好的材料铺放在蛋液上，用中火再蒸约3分钟，取出即可。

小叮咛

鸡蛋打散时加少许温水，可以使蛋液更滑嫩。

美味香蕉卷

原料

鸡蛋1个，白吐司1片，香蕉1根

调料

食用油适量

做法

1 将白吐司的四个边切掉，用擀面杖稍微擀一下，压扁。
2 把鸡蛋打入碗中，搅散。
3 将香蕉去皮，放入白吐司中，卷起白吐司。
4 将白吐司卷放入打散的鸡蛋中慢慢地滚上一圈，让吐司充分吸收蛋液。
5 将平底锅烧热，放入适量食用油，小火加热，放入吐司卷慢慢煎，吐司卷一面微黄后换另一面，待熟透后盛出，切小段即可。

小叮咛

当外层的吐司呈金黄色时，里面的香蕉已经变软、化开，非常香甜，但应注意避免烫到孩子。

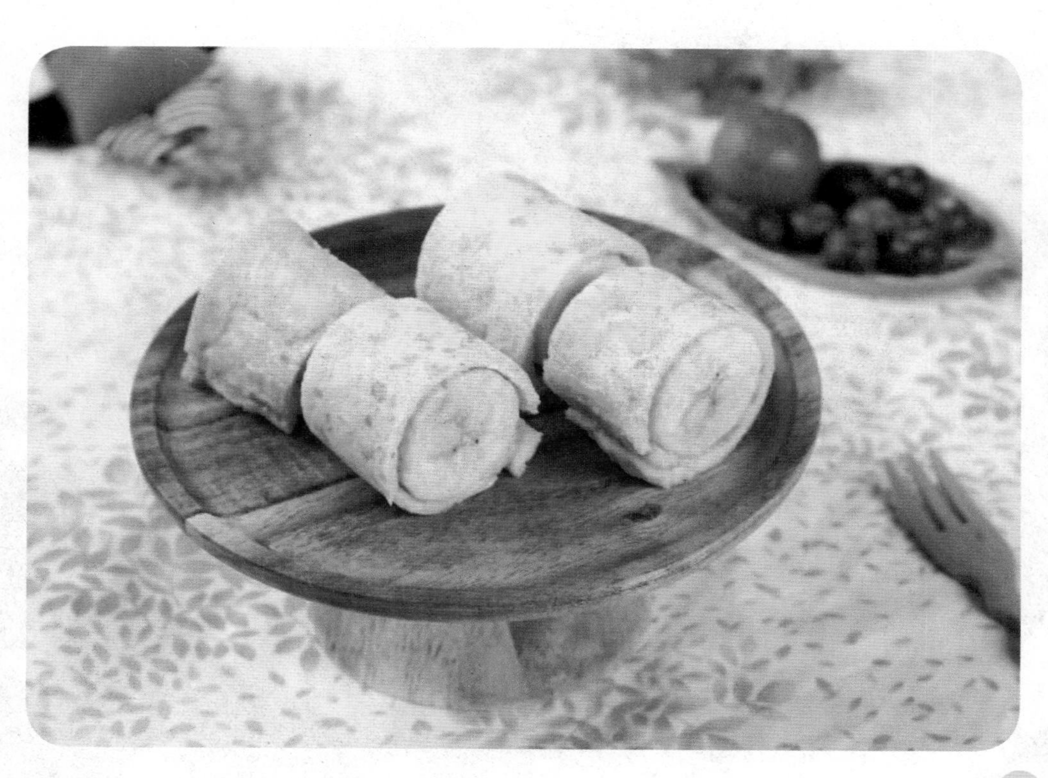

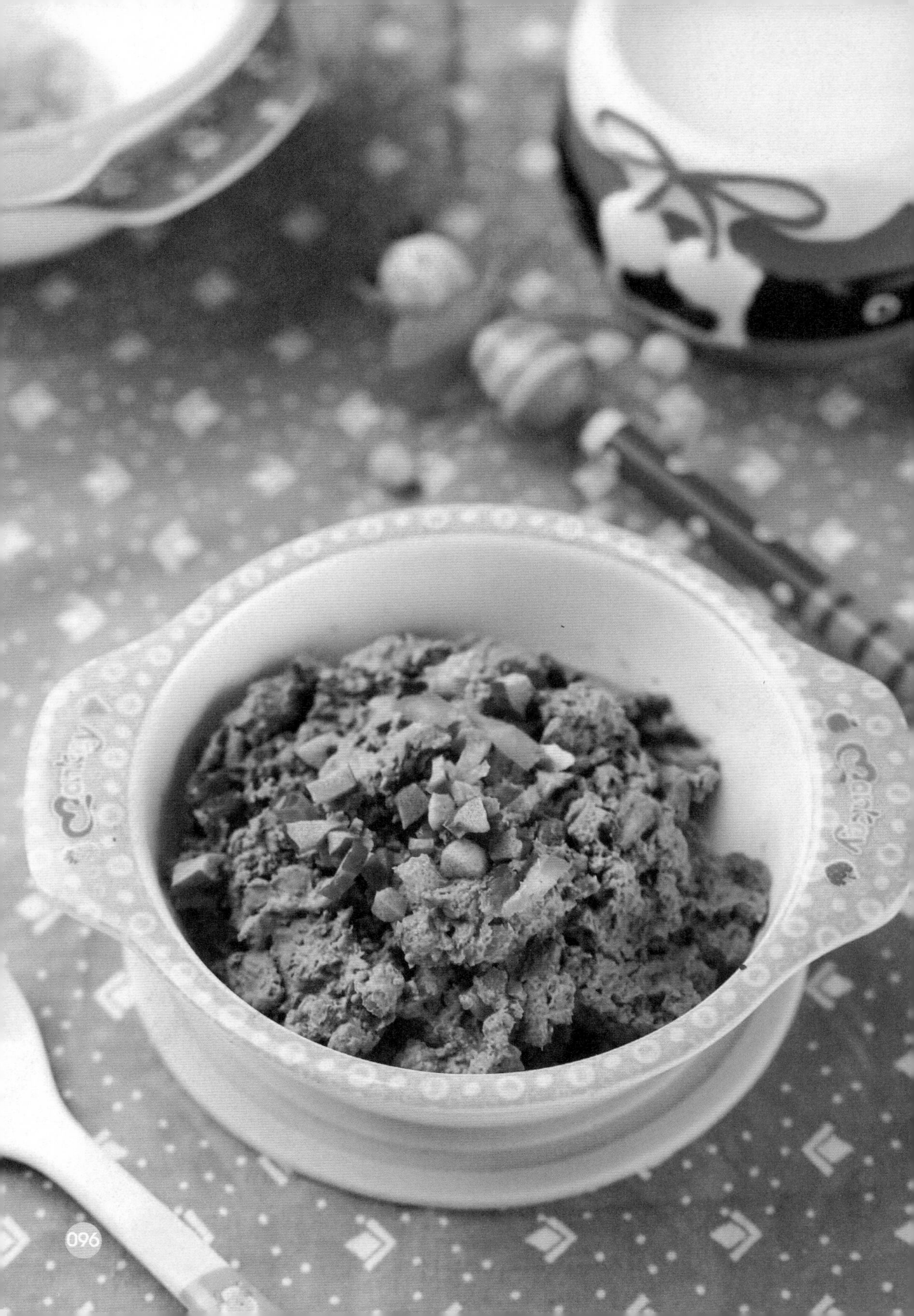

枣泥肝羹

原料

西红柿55克，红枣25克，猪肝120克

调料

盐2克，食用油适量

做法

1 锅中注水烧开，放入西红柿烫一会儿，捞出，放凉后剥去表皮，切小瓣，改切成小块。
2 红枣切开，去核，切条形，剁碎。
3 处理好的猪肝切条形，改切成小块，放入榨汁机中，搅成泥。
4 断电后取出猪肝泥，装入蒸碗中。
5 倒入西红柿、红枣，加入盐、食用油，搅拌均匀，腌渍10分钟至其入味，备用。
6 蒸锅上火烧开，放入蒸碗，用中火蒸约15分钟至熟。
7 取出蒸碗，待稍微凉后放入碗中即可。

小叮咛

腌渍猪肝泥时可加少许水淀粉，这样蒸出来的猪肝口感更佳。

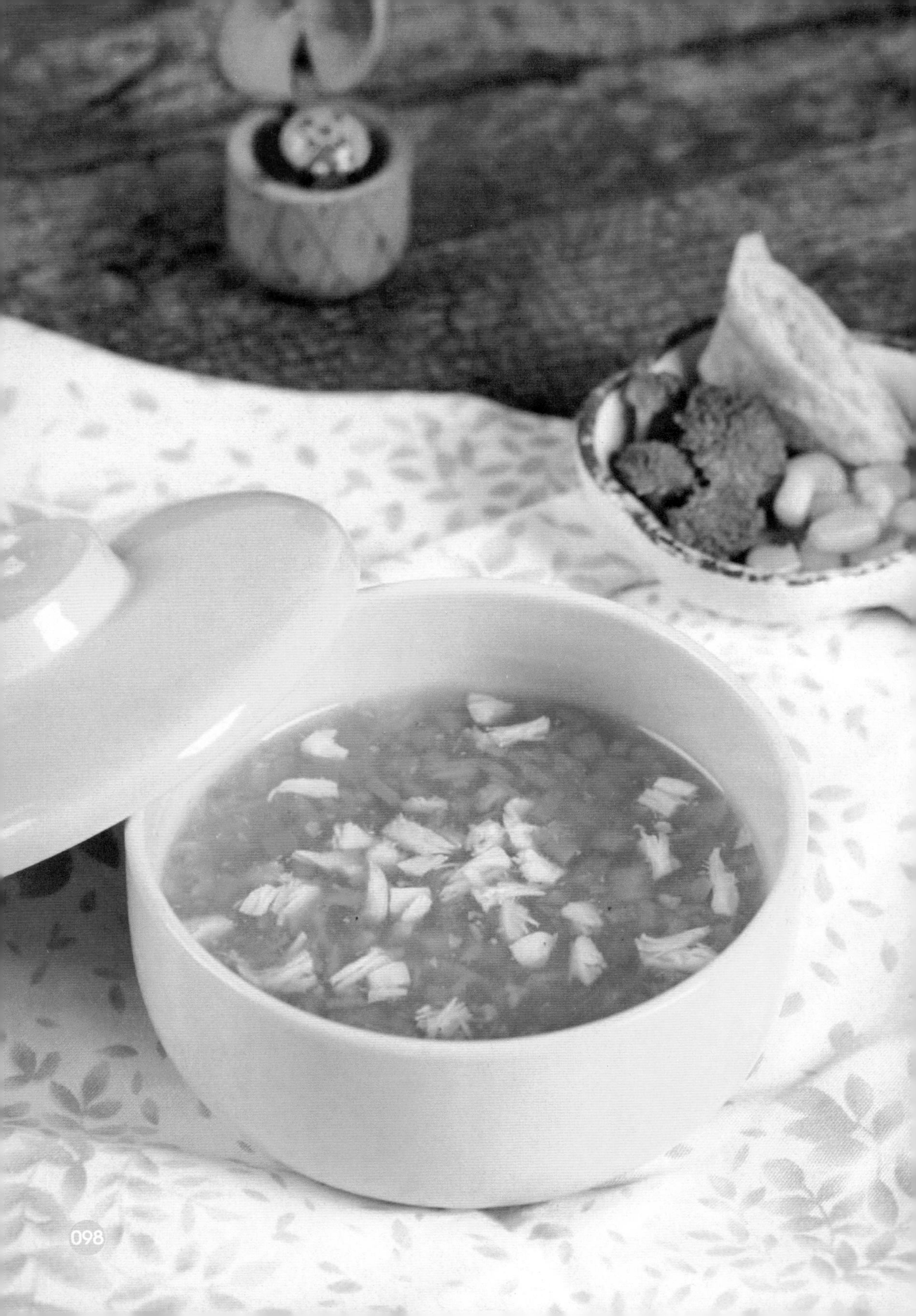

鸡肉包菜汤

原料

鸡胸肉150克，包菜60克，胡萝卜75克，豌豆40克，高汤1000毫升

调料

水淀粉适量

做法

1 锅中注入适量清水烧热，放入鸡胸肉，用中火煮约10分钟，捞出，沥干水分。
2 将鸡胸肉放凉后切成粒；胡萝卜切粒；豌豆、包菜切碎，备用。
3 锅中倒入高汤，放入鸡肉，拌匀，用大火煮至沸。
4 倒入豌豆，拌匀。
5 放入胡萝卜、包菜，拌匀，用中火煮约5分钟。
6 倒入适量水淀粉，搅拌均匀，至汤汁浓稠即可盛出。

小叮咛

包菜、胡萝卜、豌豆都是易熟的食材，不可煮制过久。

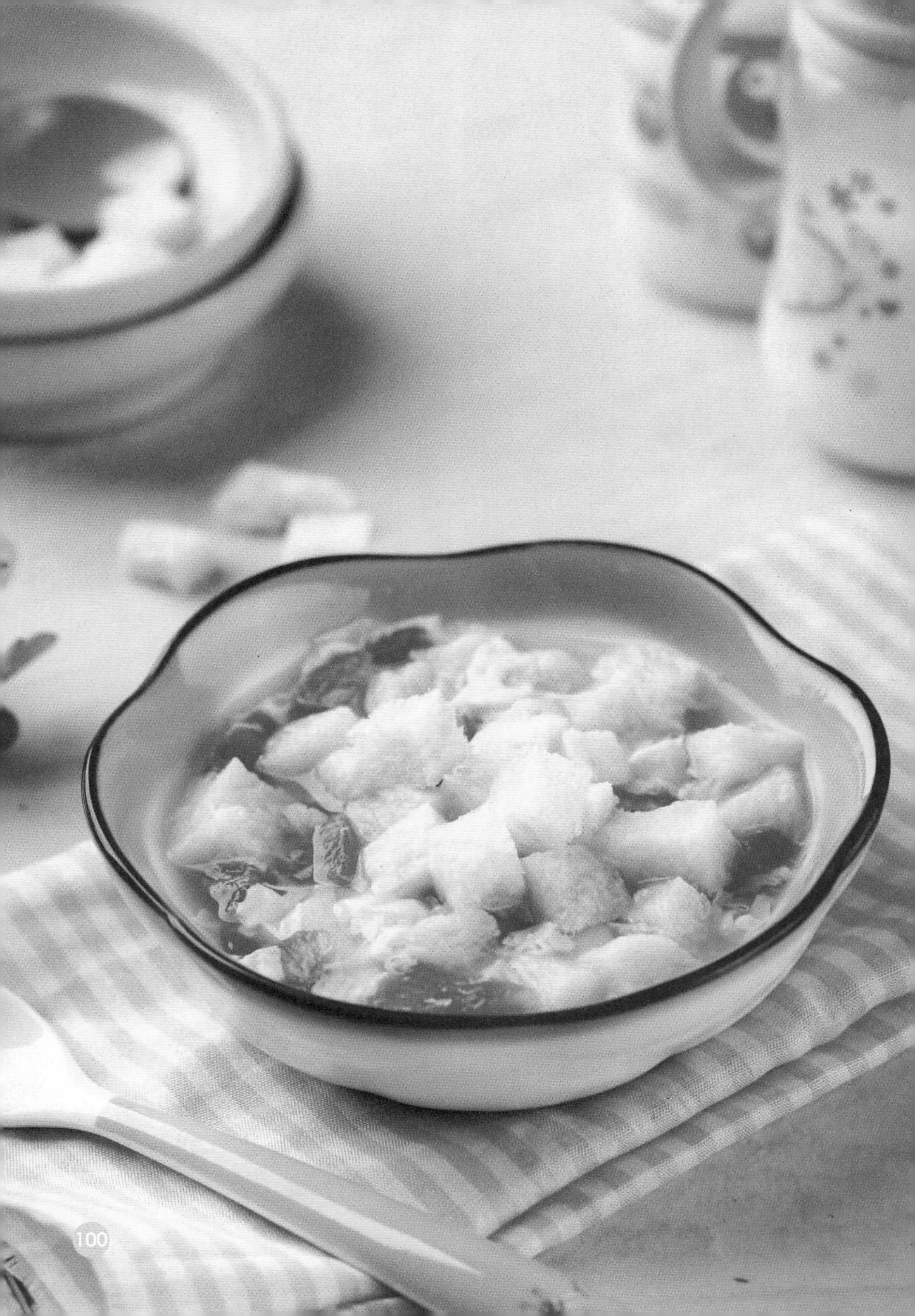

西红柿面包鸡蛋汤

原料

西红柿95克，面包片30克，高汤200毫升，鸡蛋1个

做法

1 将鸡蛋打入碗中，用筷子打散，调匀。
2 汤锅中注入适量清水烧开，放入西红柿，烫煮1分钟后取出。
3 面包片去边，切成粒；西红柿去皮、去蒂，切成小块。
4 将高汤倒入汤锅中烧开，放入西红柿，用中火煮3分钟至熟。
5 倒入面包，搅拌匀。
6 倒入备好的蛋液，拌匀煮沸。
7 将煮好的汤盛出，装入碗中即可。

小叮咛

要选用捏起来很软，外观圆滑，透亮而无斑点的新鲜西红柿。

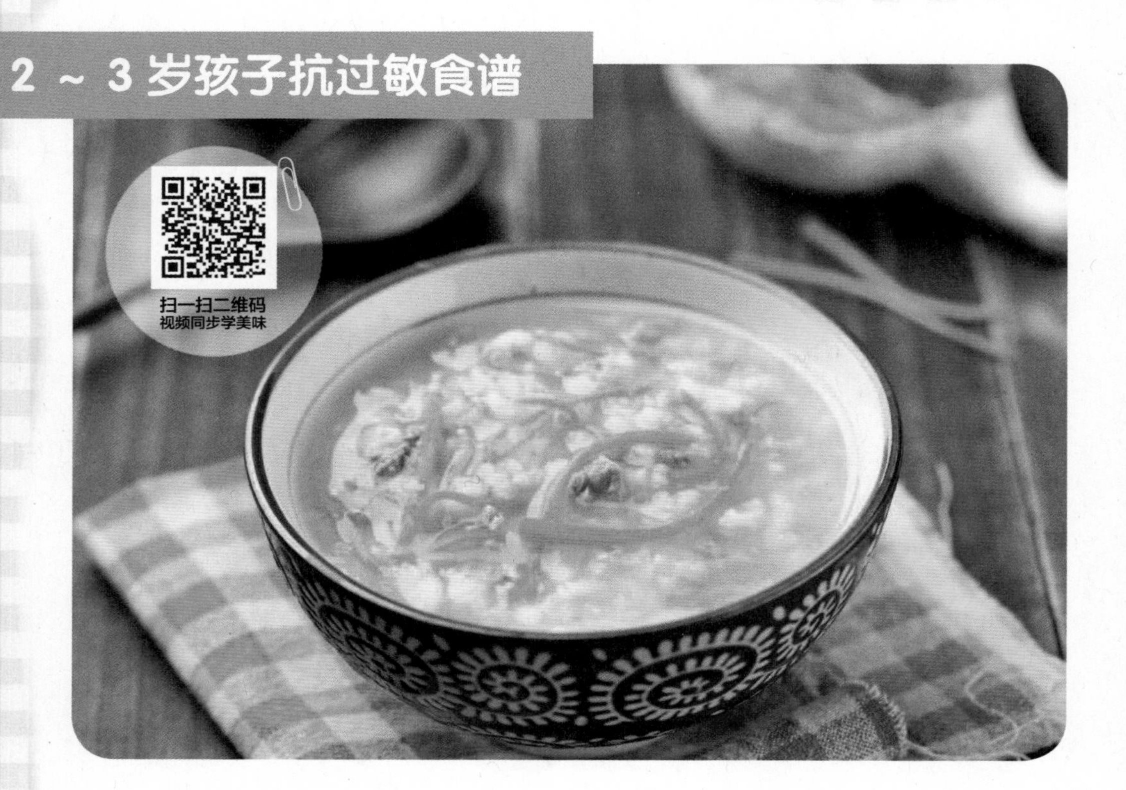

牛肉胡萝卜粥

原料

水发大米80克，胡萝卜40克，牛肉50克

做法

1 将洗净的胡萝卜切成丝，洗好的牛肉切片。
2 沸水锅中倒入牛肉，汆烫一会儿至去除血水，捞出，沥干水分，放凉后切碎。
3 锅中注入少许清水烧热，倒入牛肉碎、泡好的大米，炒约2分钟至食材转色。
4 放入胡萝卜丝，翻炒片刻至断生，注入适量清水，搅匀。
5 加盖，用大火煮开后转小火煮30分钟至食材熟软。
6 揭盖，搅拌一下，关火后盛出，装碗即可。

小叮咛

煮好的粥关火后先不揭盖，闷5分钟左右，粥会变得更黏稠，口感更顺滑。

鱼肉菜粥

原料

水发大米85克，草鱼肉60克，上海青50克

调料

盐少许，生抽2毫升，食用油适量

做法

1 将洗净的上海青剁成末；洗好的草鱼肉去刺、去皮，切成丁。

2 将切好的鱼肉丁用榨汁机搅成鱼肉泥，倒出待用。

3 用油起锅，倒入鱼肉泥，翻炒至鱼肉松散，加生抽、盐，翻炒至入味后盛出鱼肉泥，装碗待用。

4 汤锅中注水烧开，放入大米，煮至米粒熟软，倒入鱼肉泥，拌匀。

5 放入上海青，拌匀，续煮片刻至全部食材熟透，关火后装碗即可。

小叮咛

搅拌鱼肉前要剔除鱼刺，以免幼儿食用时卡到喉咙。

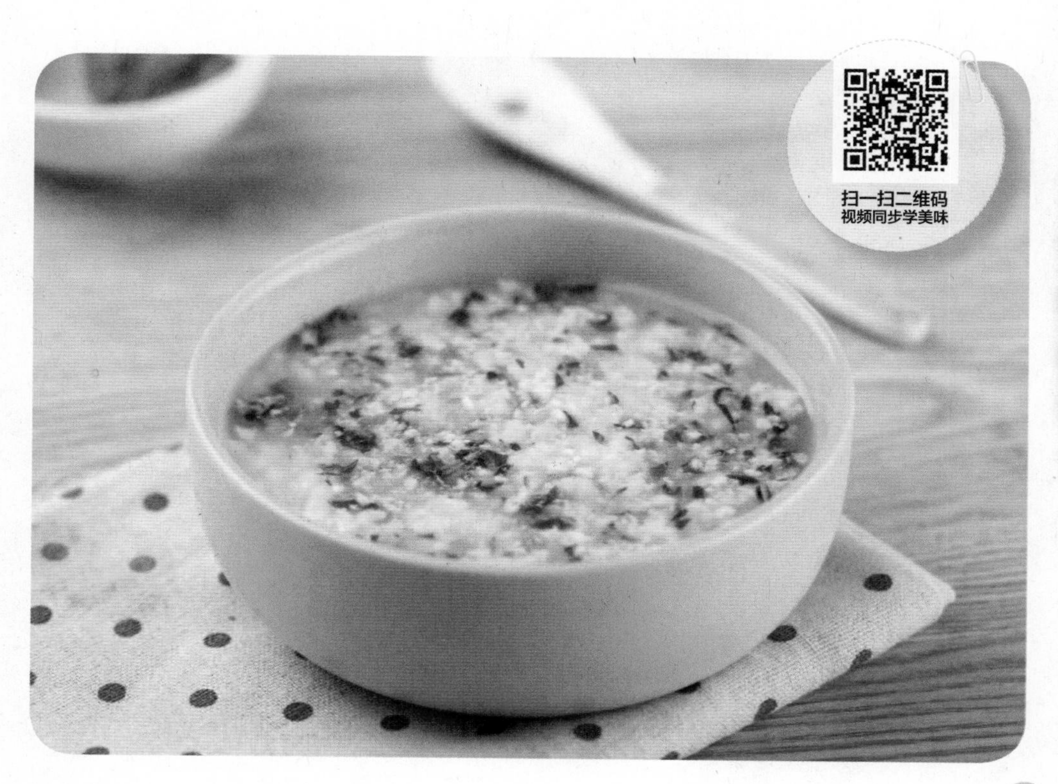

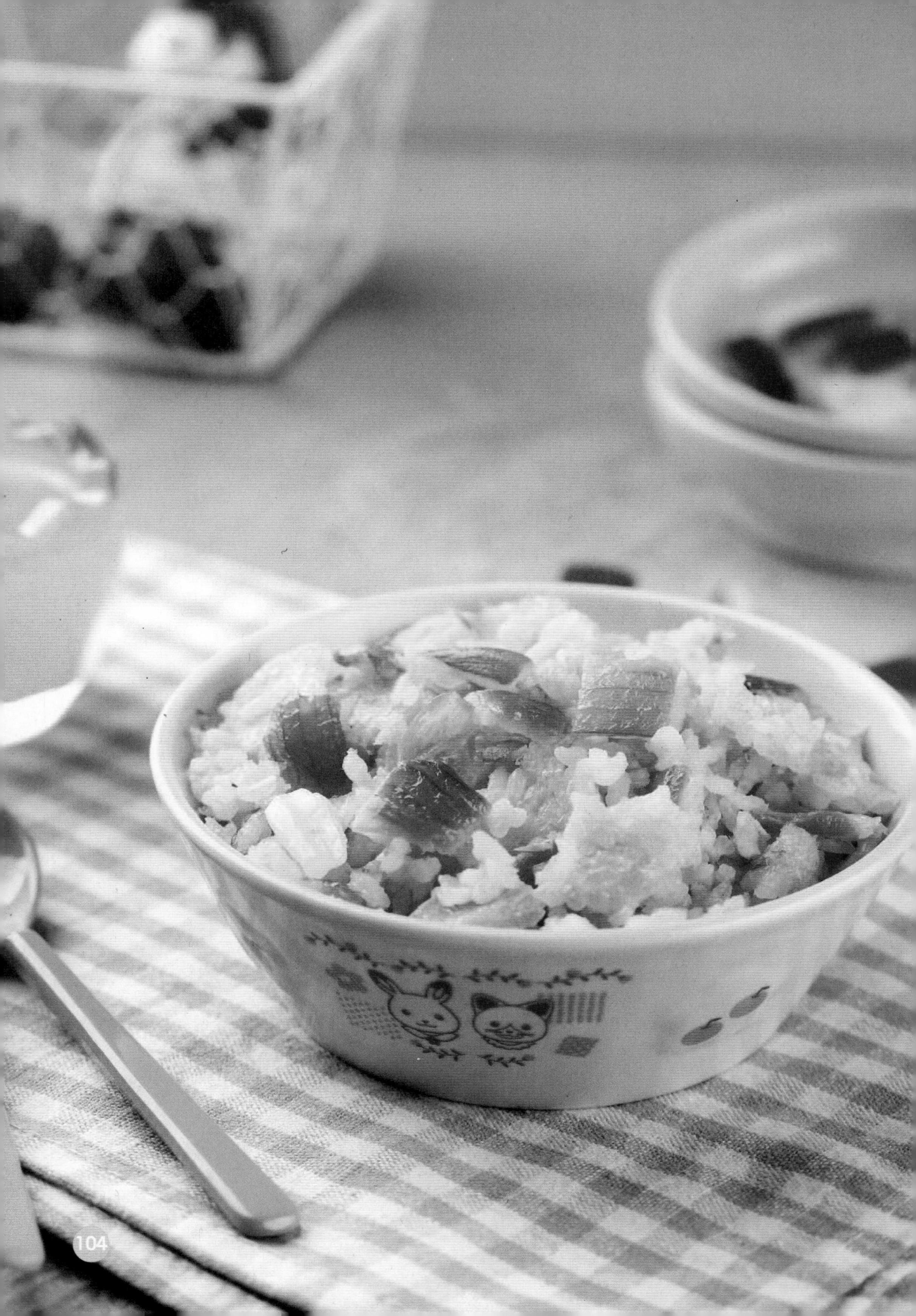

洋葱烤饭

原料

水发大米180克，洋葱70克，蒜瓣30克

调料

盐少许，食用油适量

做法

1 将洗净的洋葱切小块，备好的蒜瓣对半切开。
2 用油起锅，倒入切好的蒜瓣，爆香，放入洋葱块，大火快炒，至其变软。
3 倒入洗净的大米，炒匀炒香，关火后盛出食材，装在烤盘中。
4 往烤盘中加适量清水，搅匀，使米粒散开，撒上盐，搅匀。
5 将烤盘推入预热好的烤箱中，关好箱门，上、下火调至180℃，烤约30分钟，至食材熟透。
6 断电后打开箱门，取出烤盘，稍微冷却后将烤饭盛入碗中即可。

小叮咛

炒大米时可滴上少许芝麻油，烤熟的米饭会更香。从外，也可以根据孩子的喜好，将洋葱换成其他食材。

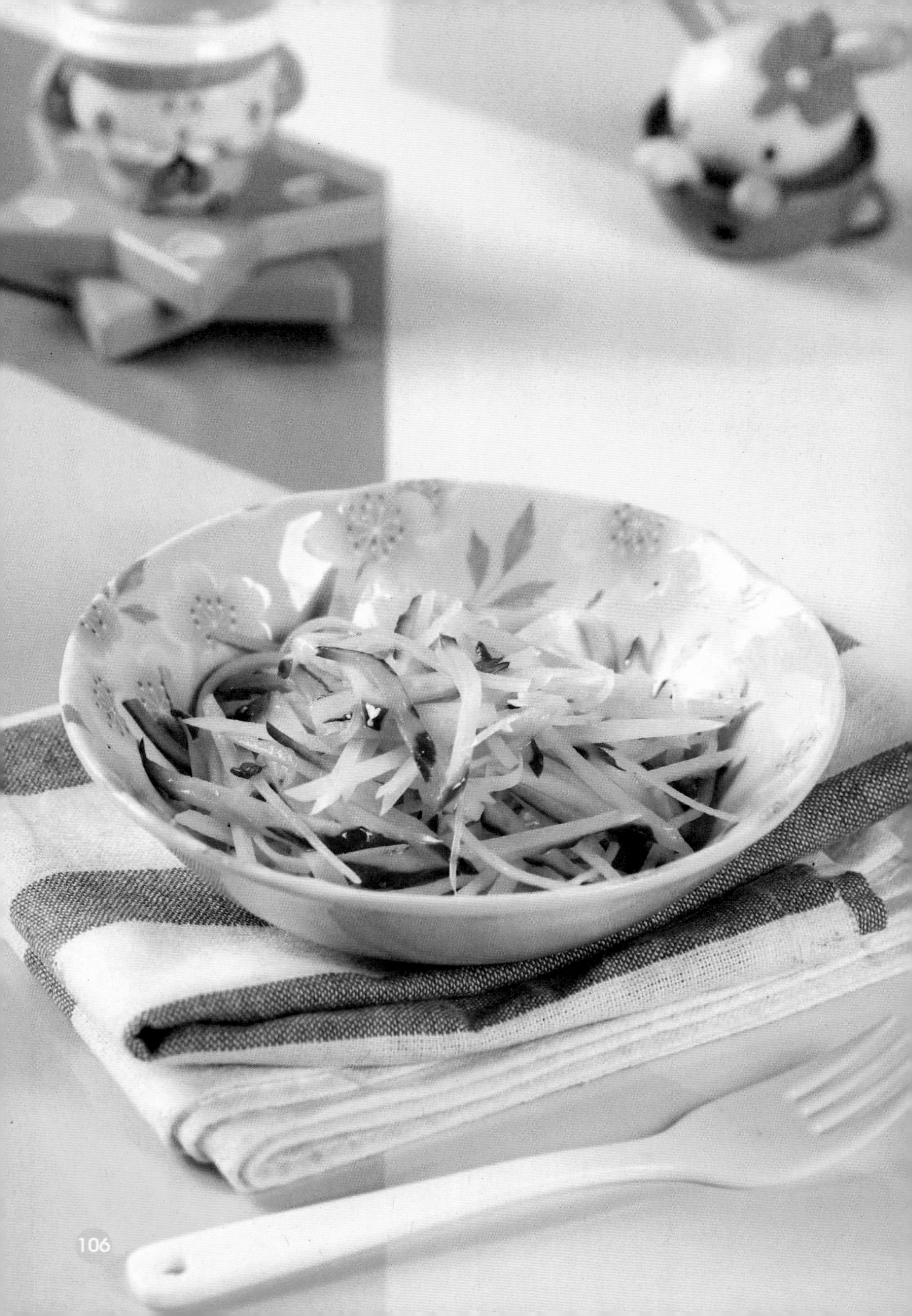

黄瓜炒土豆丝

原料

土豆120克，黄瓜110克，葱末、蒜末各少许

调料

盐2克，鸡粉、水淀粉、食用油各适

做法

1 把洗好的黄瓜切片，再切成丝；去皮洗净的土豆切片，改切成细丝。
2 锅中注入适量清水烧开，放入少许盐，倒入土豆丝，煮约半分钟至其断生，捞出后沥干水分，装盘待用。
3 用油起锅，下入蒜末、葱末，用大火爆香，倒入黄瓜丝，翻炒几下，至析出汁水。
4 放入焯过的土豆丝，快速翻炒至全部食材熟透。
5 转小火，加入盐、鸡粉，转中火，翻炒至食材入味。
6 淋入水淀粉勾芡，关火后盛出菜肴即可。

小叮咛

黄瓜易熟，切丝时最好切得粗一些，这样菜肴的口感才好。

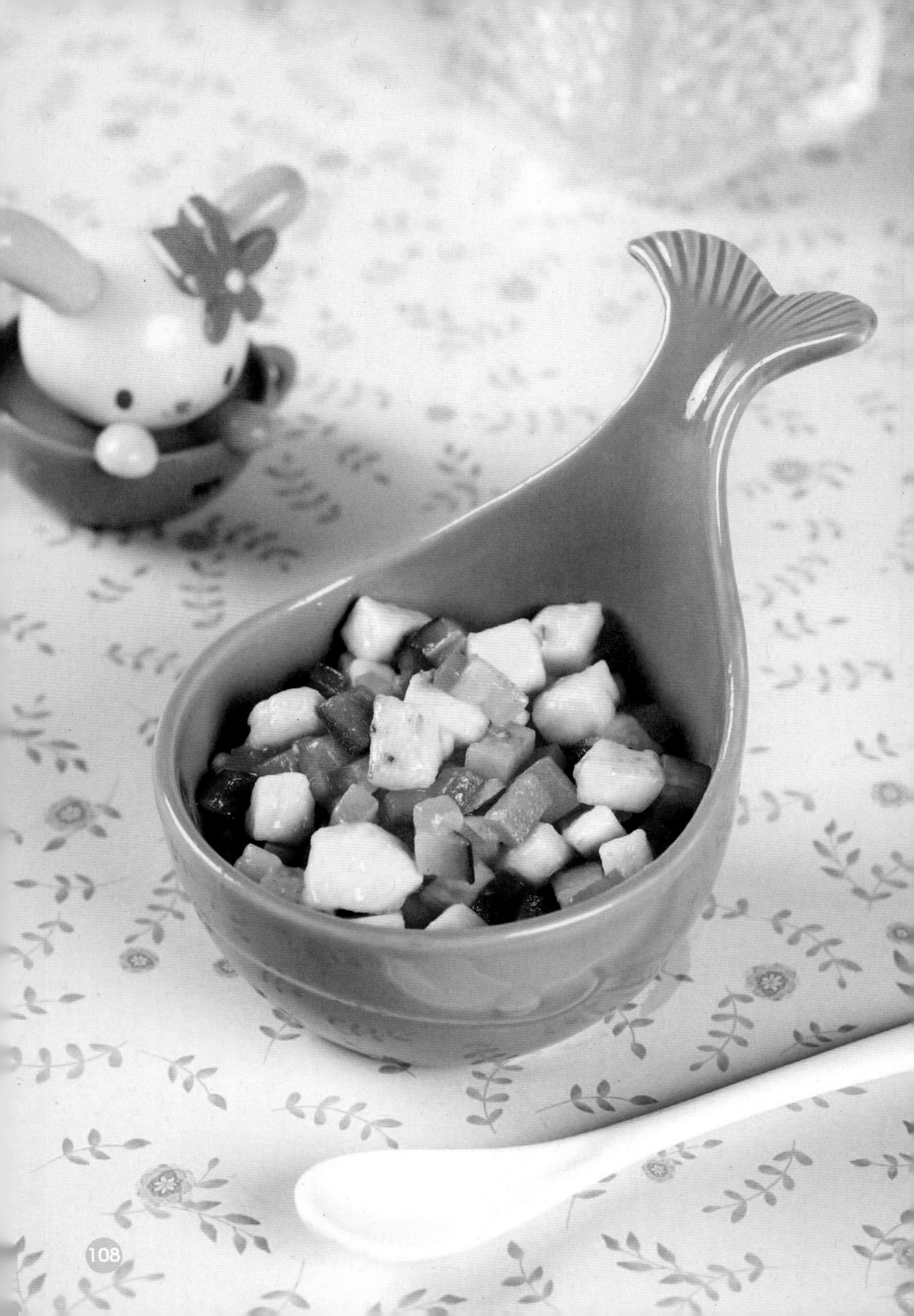

五彩鸡米花

原料

鸡胸肉85克，圆椒、茄子各60克，哈密瓜50克，胡萝卜40克，姜末、葱末各少许

调料

盐3克，水淀粉、料酒各3毫升，食用油适量

做法

1 洗净将去子的圆椒、胡萝卜切成丁；洗好的哈密瓜、茄子、鸡胸肉切成粒。
2 将鸡胸肉装入碗中，放入少许盐、水淀粉，抓匀，再加入少许食用油，腌渍3分钟至入味。
3 锅中注水烧开，放入胡萝卜、茄子，煮1分钟至断生，下入圆椒、哈密瓜，再煮半分钟，捞出。
4 用油起锅，倒入姜末、葱末，爆香。
5 放入鸡胸肉，翻炒松散至鸡肉转色，淋入料酒，拌炒香。
6 倒入焯过水的食材，拌炒匀，加入盐，炒匀调味，关火后盛出，装碗即可。

小叮咛

事先将鸡肉用水淀粉腌渍一会儿，可使其口感更嫩滑。

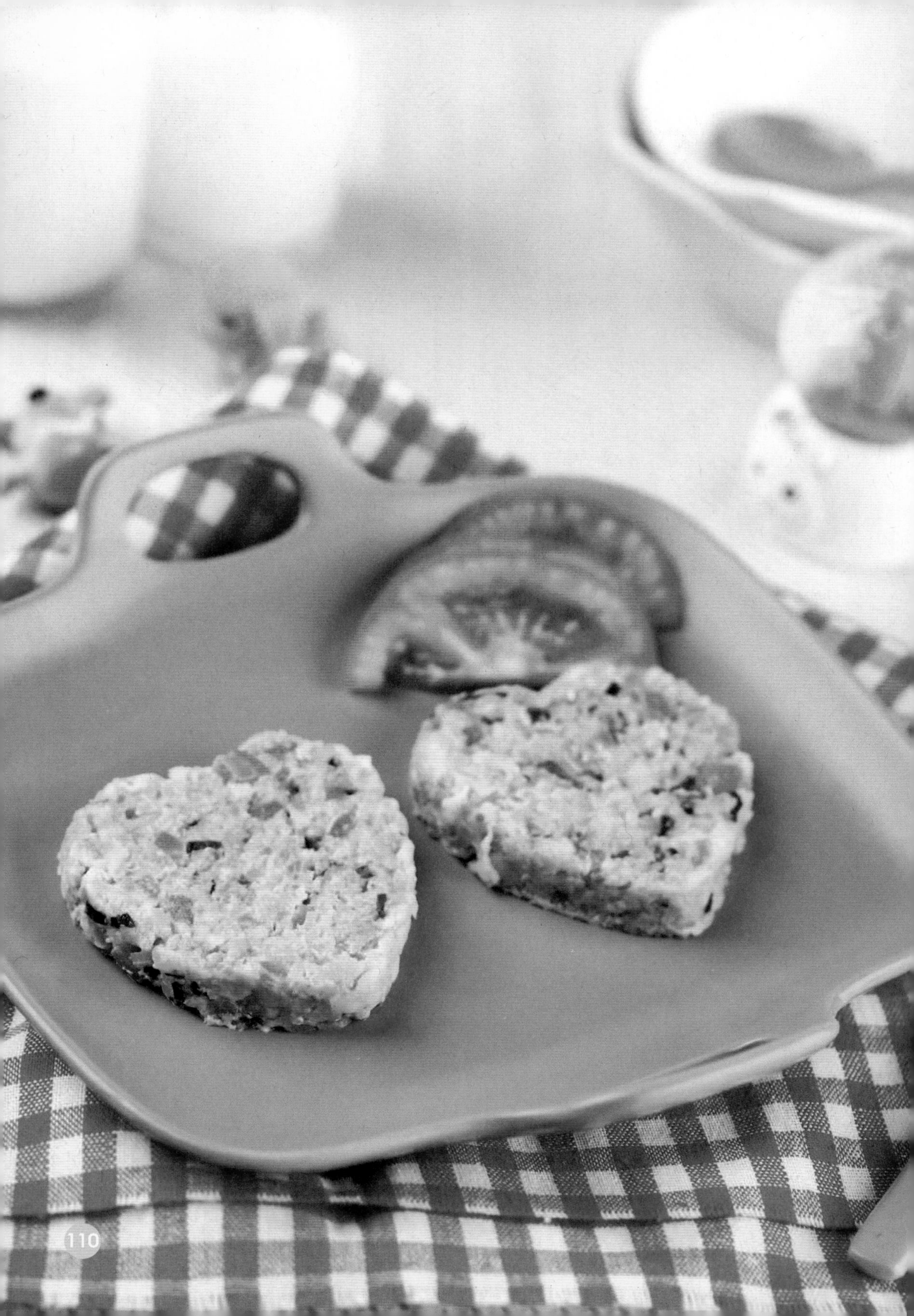

时蔬肉饼

原料

菠菜、芹菜各50克，西红柿、
土豆各85克，肉末75克

调料

盐少许

做法

1 汤锅中注水烧开，放入洗净的西红柿，烫煮1分钟，去除表皮，备用。
2 将去皮洗净的土豆对半切开，再切成块，装盘备用；芹菜切成粒，再剁成末；菠菜切粒；西红柿对半切开，去蒂，剁碎。
3 将装有土豆的盘子放入烧开的蒸锅中，蒸至熟透，取出，用刀压烂剁成泥。
4 将土豆泥装入碗中，放入肉末，拌匀后放少许盐，加入西红柿、芹菜、菠菜，拌匀，制成蔬菜肉泥。
5 取适量蔬菜肉泥放入模具中，压实，取出制成饼坯，放入盘中待用。
6 将饼坯放入烧开的蒸锅中，用大火蒸至熟。
7 将蒸熟的肉饼取出，装入另一个盘中即可。

小叮咛

可以根据孩子喜好和营养需要，选择其他种类的时蔬，如西蓝花、胡萝卜等。

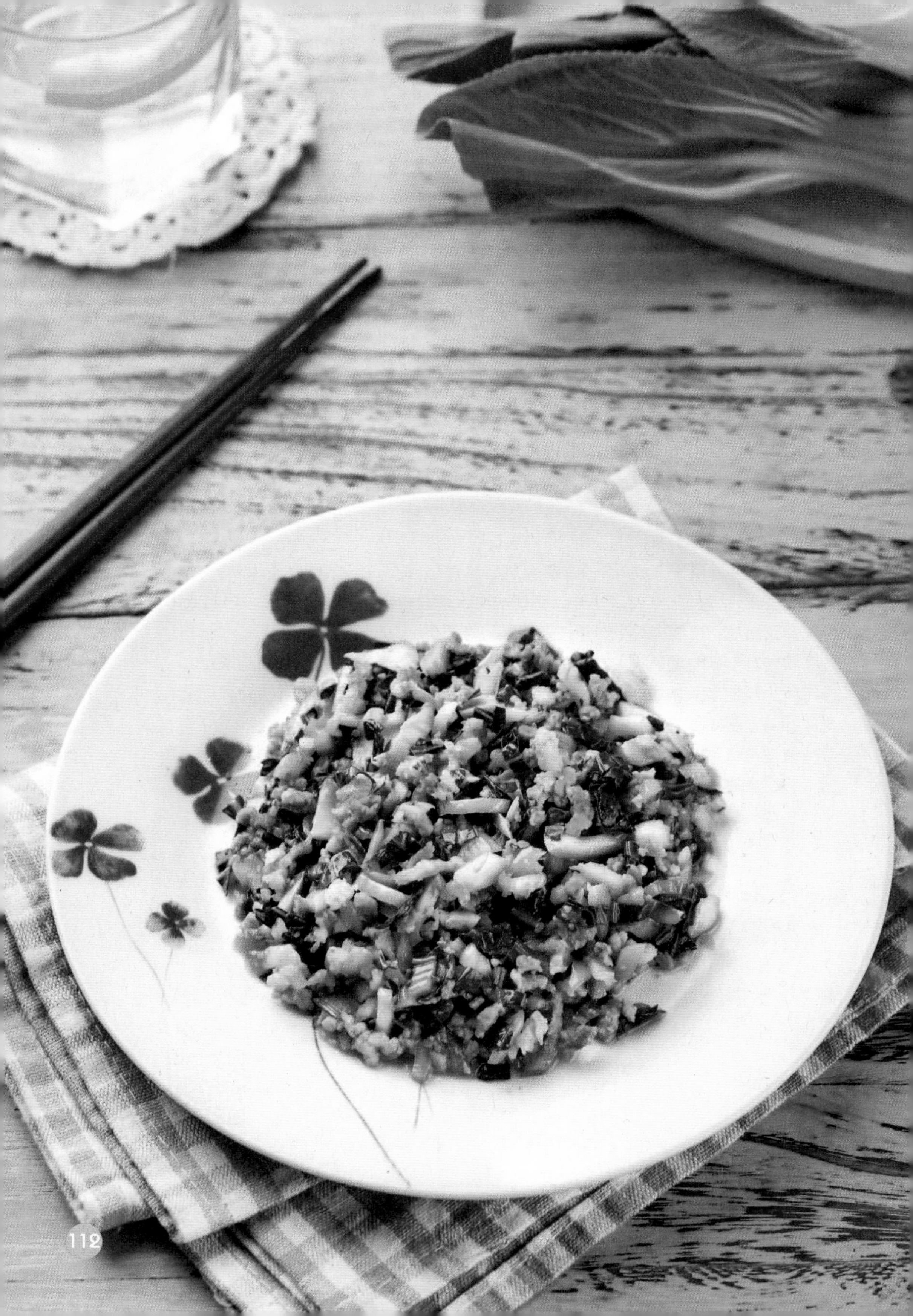

肉末炒青菜

原料

上海青100克，肉末80克

调料

盐1克，料酒、生抽、食用油各适量

做法

1 将洗净的上海青切成细条，再切成碎末，备用。
2 炒锅中倒入适量食用油烧热，放入肉末，炒散。
3 淋入料酒、生抽，炒匀。
4 倒入切好的上海青，翻炒均匀。
5 加入盐，炒匀调味。
6 注入适量清水，煮至沸。
7 关火后盛出炒好的菜肴即可。

小叮咛

肉末可事先腌渍片刻，口感更佳。本品特别适合食欲不佳、胃口不好的孩子食用。

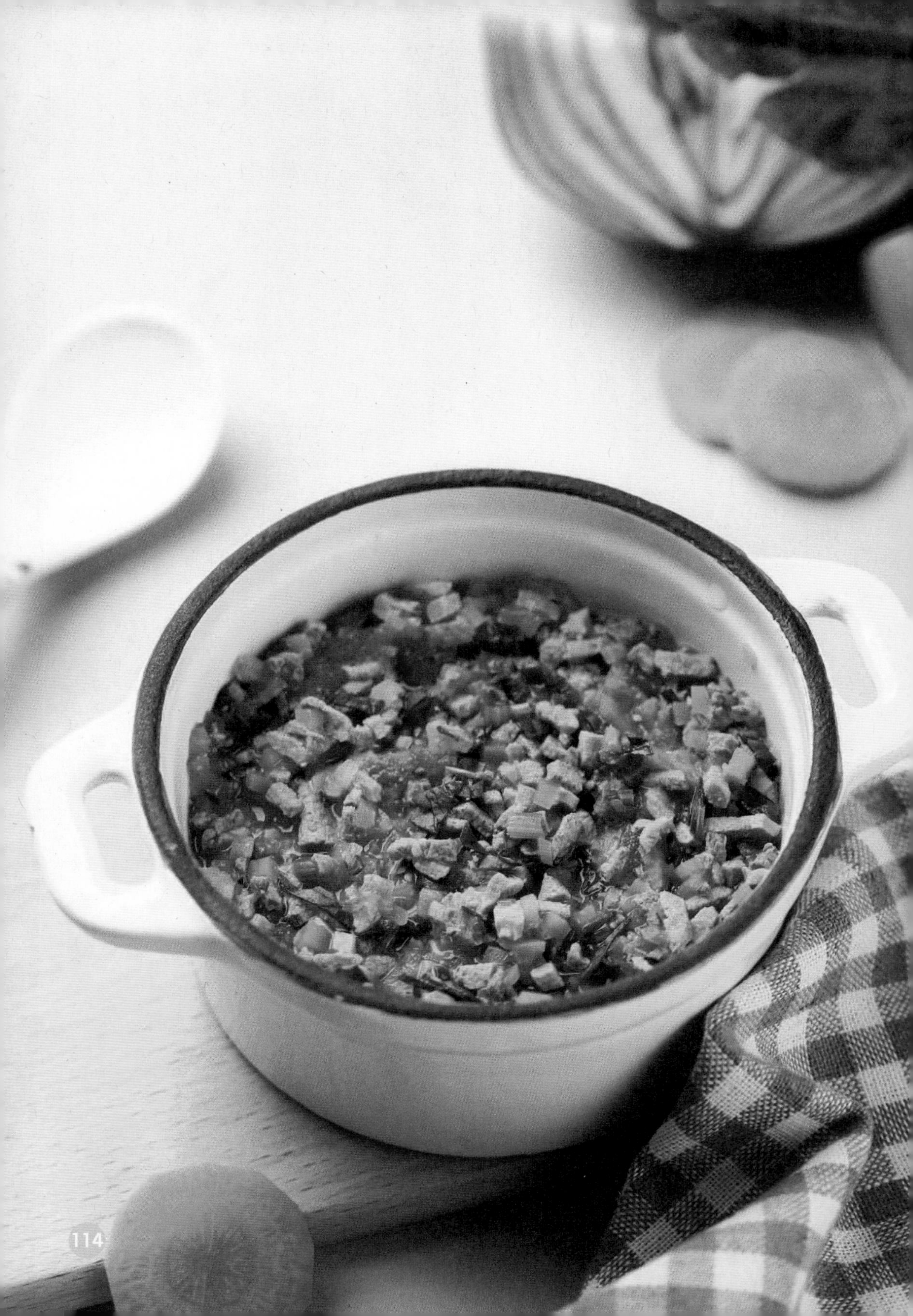

三色肝末

原料

猪肝100克，胡萝卜60克，西红柿45克，洋葱30克，菠菜35克

调料

盐、食用油各少许

做法

1 洗好的洋葱切片，改切成粒，再剁碎；洗净去皮的胡萝卜切成粒。
2 洗好的西红柿切片，改切成条，再切丁，剁碎。
3 洗净的菠菜切碎；处理好的猪肝切片，剁碎，备用。
4 锅中注入适量清水烧开，加入少许食用油、盐。
5 倒入切好的胡萝卜、洋葱、西红柿，搅拌均匀。
6 放入切好的猪肝，搅拌均匀至其熟透。
7 撒上菠菜，搅匀，用大火略煮至熟，盛出装碗即可。

小叮咛

煮猪肝时宜用中火，这样煮好的猪肝口感更佳。

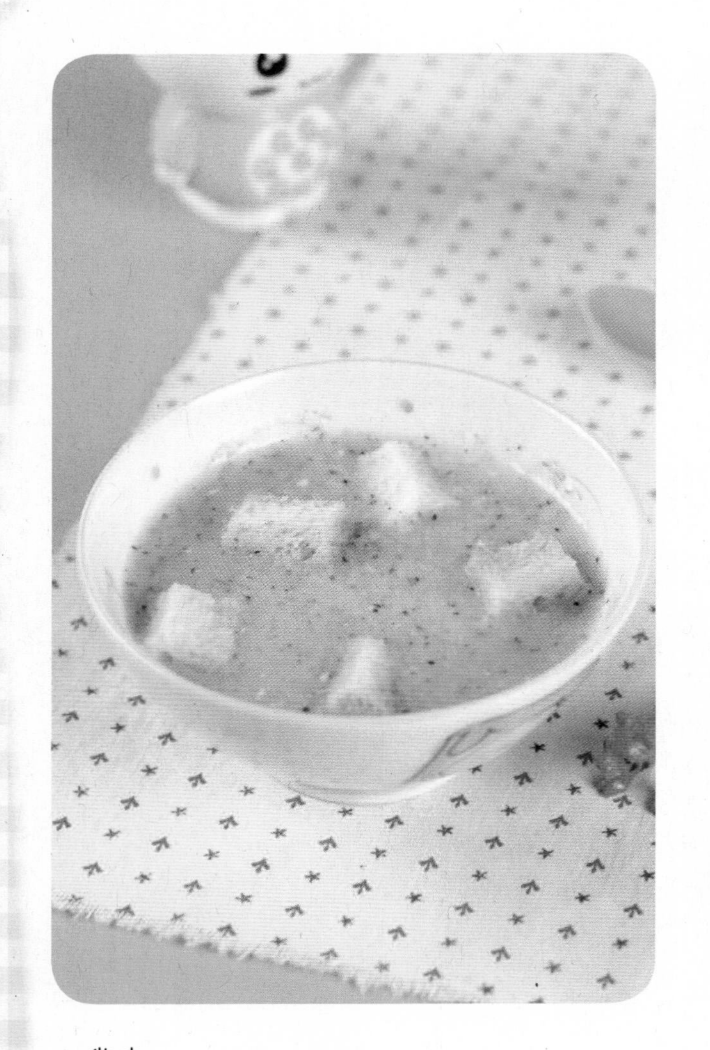

西蓝花面包汤

原料

土豆90克，西蓝花55克，面包45克，奶酪40克

调料

食用油适量

小叮咛

炸面包的时间不宜过长，油温也不宜过高，以免影响成品口感。

做法

1. 将洗净的西蓝花放入沸水锅中，焯约1分钟，捞出，放凉后切碎。
2. 把面包切小丁；去皮洗净的土豆切小丁；奶酪压成泥。
3. 锅中注入适量食用油，倒入面包丁，用小火炸至色微黄，捞出待用。
4. 将土豆块放入蒸锅中，蒸至熟软后取出，放在碗中。
5. 碗中再倒入西蓝花、奶酪泥，混匀后将食材倒入榨汁机中，搅拌一会儿制成浓汤，倒入碗中，撒上面包丁即可。

白玉金银汤

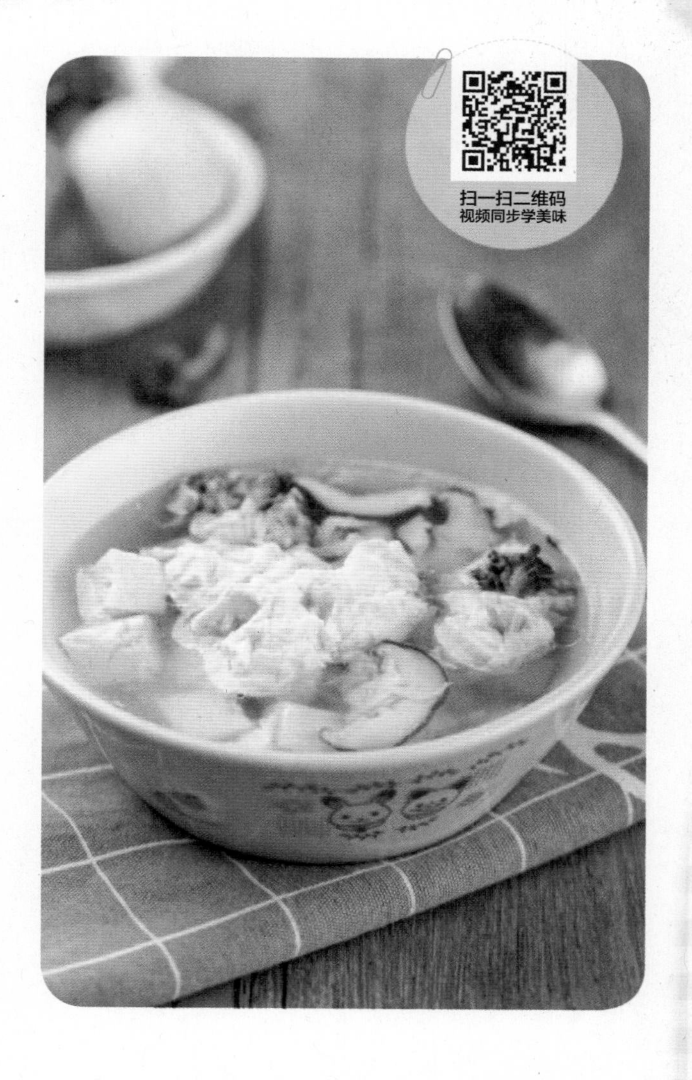

原料

豆腐120克，西蓝花35克，鸡蛋1个，鲜香菇30克，鸡胸肉75克

调料

盐3克，鸡粉2克，水淀粉、食用油各适量

小叮咛

若孩子对牛奶蛋白过敏，本品是很好的营养替代食品。

做法

1. 把洗净的香菇切粗丝；西蓝花切小朵；豆腐切成小方块；鸡胸肉切成肉丁，鸡蛋打入碗中；备用。
2. 鸡肉丁装碗，加少许盐、鸡粉、水淀粉、食用油，拌匀，腌至入味。
3. 将西蓝花和豆腐分别焯水后捞出，备用。
4. 用油起锅，倒入香菇丝，炒匀，加适量清水、盐、鸡粉，拌匀。
5. 倒入鸡肉丁、豆腐块，拌匀煮沸，放入西蓝花，拌匀。
6. 加少许水淀粉，边倒边搅拌，倒入鸡蛋液，煮至食材熟透，盛出即可。

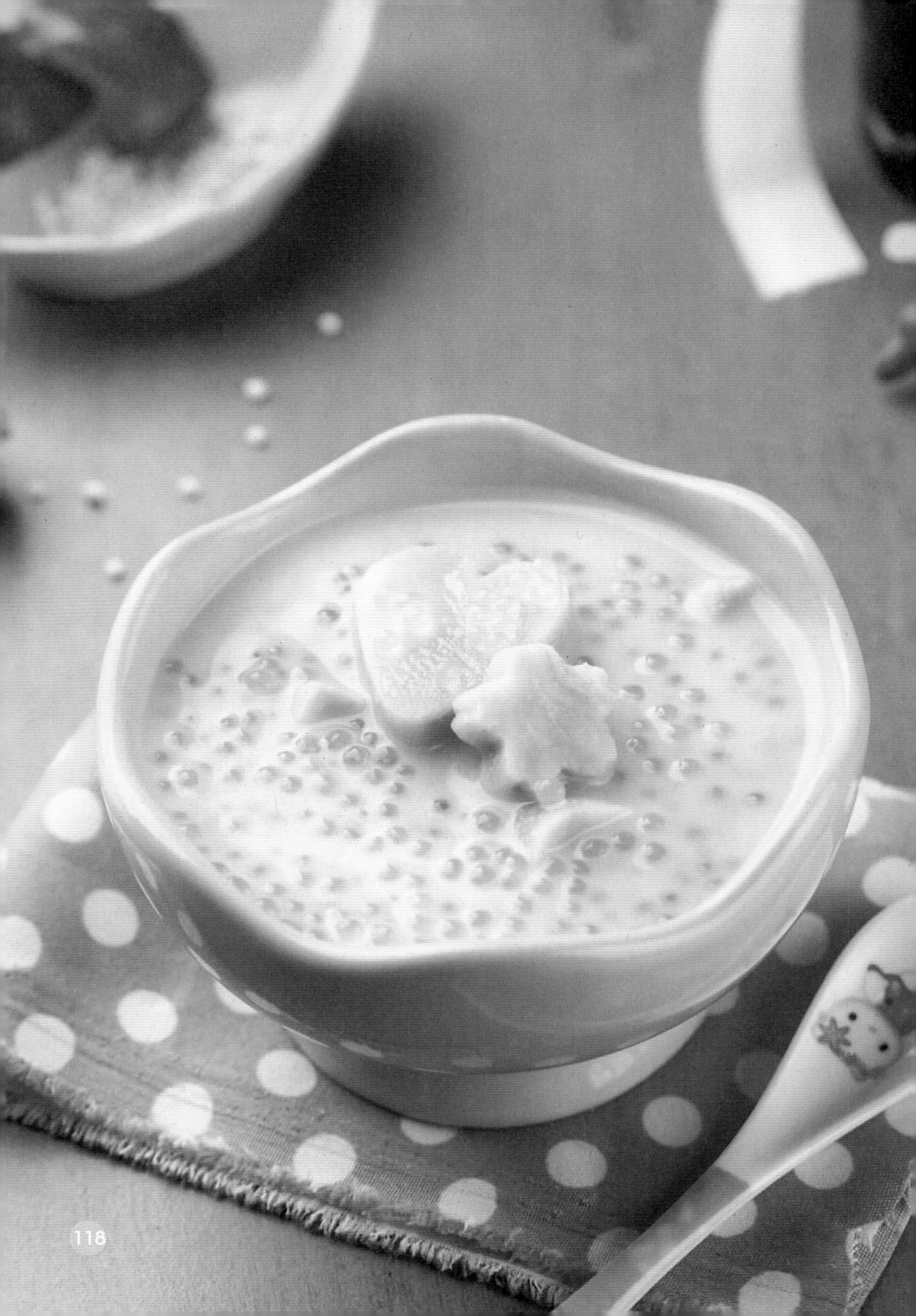

芋头椰汁西米露

原料

去皮芋头140克，水发西米120克，椰汁300毫升

调料

白糖少许

做法

1 将洗净的芋头切厚片，装入盘中，再放入蒸锅中蒸熟，取出。
2 用模具将芋头片制成各种可爱的形状，装盘待用。
3 砂锅中注入适量清水烧热，倒入西米。
4 盖上盖，烧开后用小火煮约20分钟。
5 揭盖，倒入芋头，拌匀，略煮一会儿。
6 倒入椰汁，拌匀，放入少许白糖，煮至白糖溶化，盛出即可。

小叮咛

这道甜品放凉后会变浓稠，如果孩子不喜欢浓稠的口感，煮西米时可以多放些水。

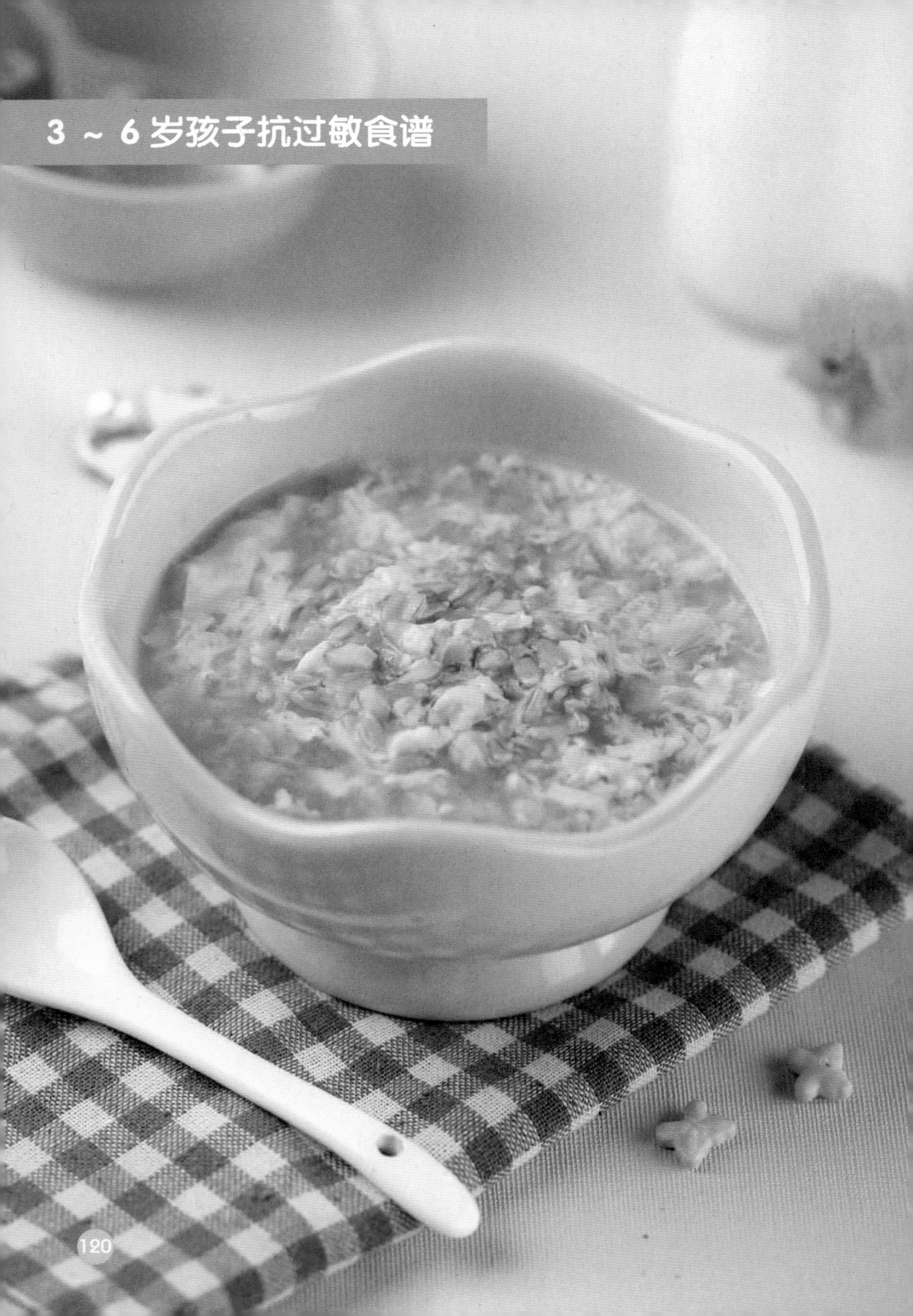

蛋花麦片粥

原料

鸡蛋1个，燕麦片50克

调料

盐2克

做法

1 将鸡蛋打入碗中，用筷子打散，调匀。
2 锅中注入适量清水烧热。
3 倒入燕麦片，搅拌匀。
4 盖上盖，用小火煮约20分钟至燕麦片熟烂。
5 倒入备好的蛋液，拌匀。
6 加入盐，拌匀煮沸。
7 将锅中煮好的粥盛出，装入碗中即可。

小叮咛

燕麦片可以事先用清水泡发，这样可以缩短煮制的时间。

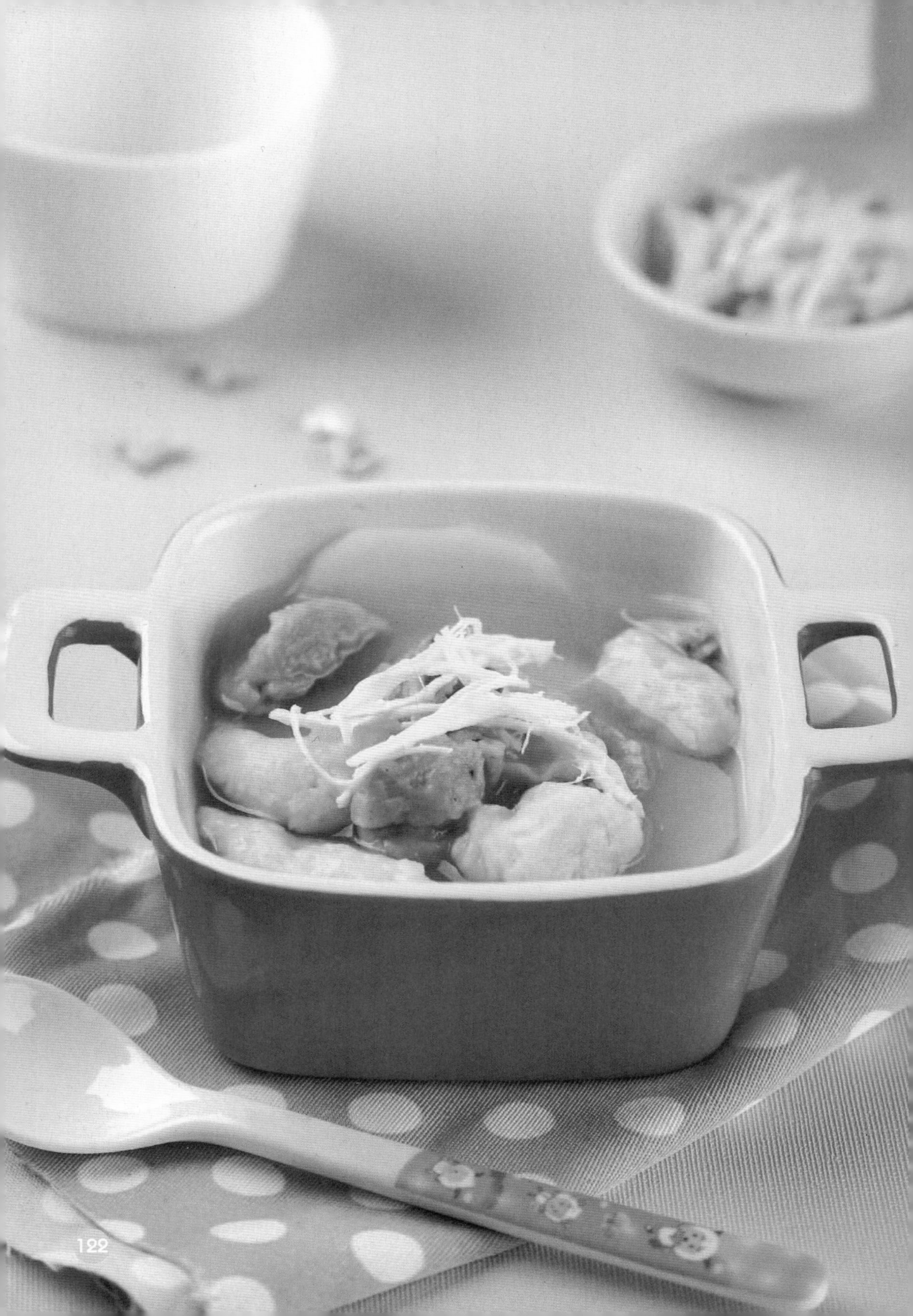

三色鸡肉面疙瘩

原料

去皮南瓜100克，去皮的胡萝卜和土豆各70克，菠菜80克，面粉150克，鸡肉60克，洋葱碎30克，鸡汤750毫升

调料

盐1克

做法

1. 将洗净的菠菜切两段；胡萝卜切小条；南瓜切丁；土豆切片；鸡肉切丝。
2. 取出榨汁机，放入菠菜，注入约110毫升清水，榨约30秒成菠菜汁倒出，装碗备用。
3. 以相同的方法将胡萝卜、南瓜分别榨成汁，装碗备用。
4. 取空碗，倒入50克的面粉，加入菠菜汁，搅拌成面疙瘩。取等量的面粉，分别将胡萝卜汁、南瓜汁分别拌成面疙瘩。
5. 锅置火上，倒入鸡汤，放入土豆片，煮开后放入鸡肉丝，略煮至转色，放入洋葱碎，拌匀。
6. 用筷子将三色面疙瘩拨成小团，依次放入锅中，拌匀后加盐调味，煮2分钟至食材熟软，关火盛出，装碗即可。

小叮咛

本品可为过敏儿补充丰富的维生素、糖类、蛋白质，有助于增强孩子的免疫力。

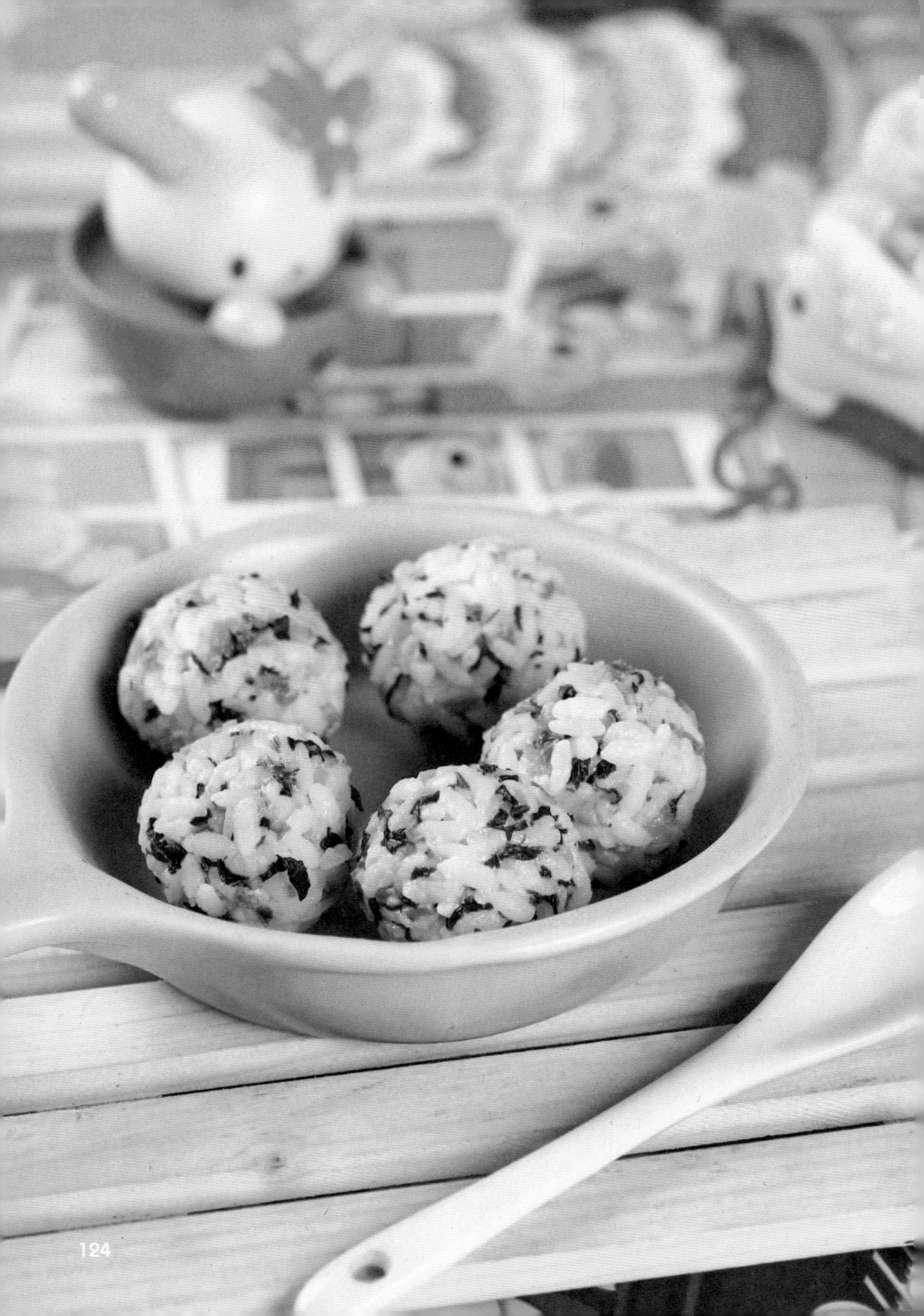

三色饭团

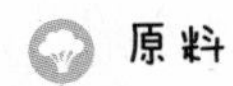

原料

菠菜45克，胡萝卜35克，冷米饭90克，熟蛋黄25克

做法

1 将熟蛋黄碾成末；洗净的胡萝卜切成粒。
2 锅中注水烧开，倒入菠菜，煮至变软，捞出菠菜，沥干水分，放凉待用。
3 沸水锅中放入胡萝卜，焯一会儿，捞出胡萝卜，沥干水分，待用。
4 将放凉的菠菜切碎，待用。
5 取一大碗，倒入米饭、菠菜、胡萝卜，再放入蛋黄，拌匀至其有黏性。
6 将拌好的米饭制成几个大小均匀的饭团，放入盘中，摆好即可。

小叮咛

给孩子食用前，要先将冷的饭团加热至温热。菜肴中还可以添入其他新鲜的蔬菜和水果，如黄瓜、苹果等。

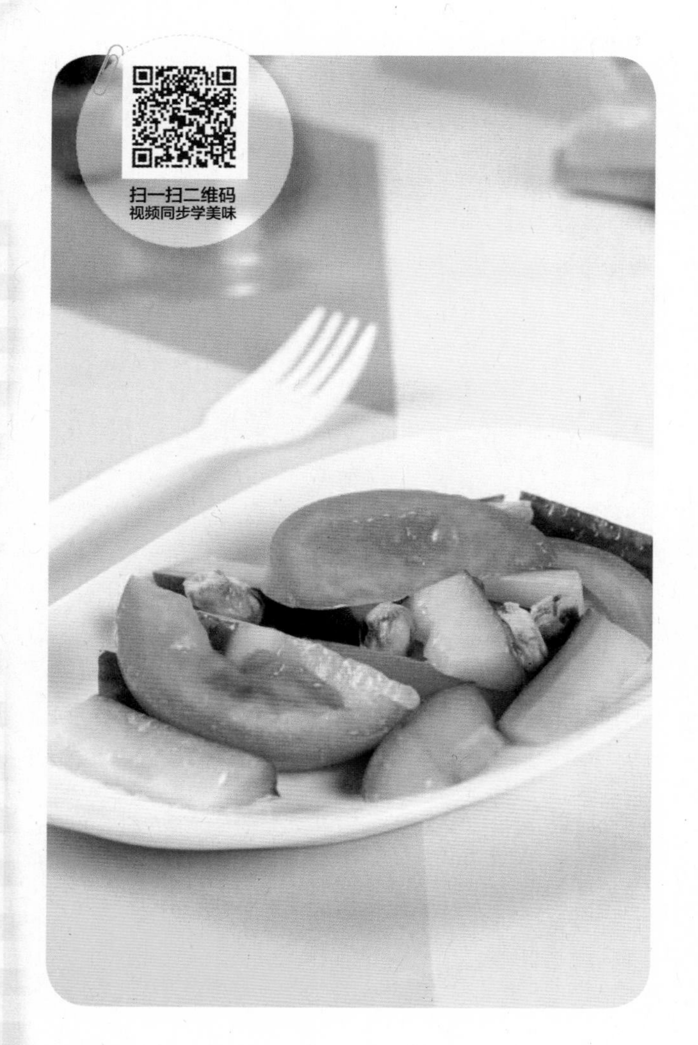

开心果西红柿炒黄瓜

原料

开心果仁55克，黄瓜90克，西红柿70克

调料

盐2克，橄榄油适量

小叮咛

开心果仁可先油炸一会儿后再添入菜肴，这样更香脆，但需注意别炸太久。

做法

1 将洗净的黄瓜切开，去除瓜瓤，再斜刀切段。

2 洗好的西红柿切开，再切小瓣。

3 煎锅置火上，淋入橄榄油烧热。

4 倒入黄瓜段，炒匀炒透，放入切好的西红柿，翻炒一会，至其变软。

5 加入盐，炒匀调味。

6 撒上开心果仁，翻炒至食材入味后即可盛出。

肉末包菜

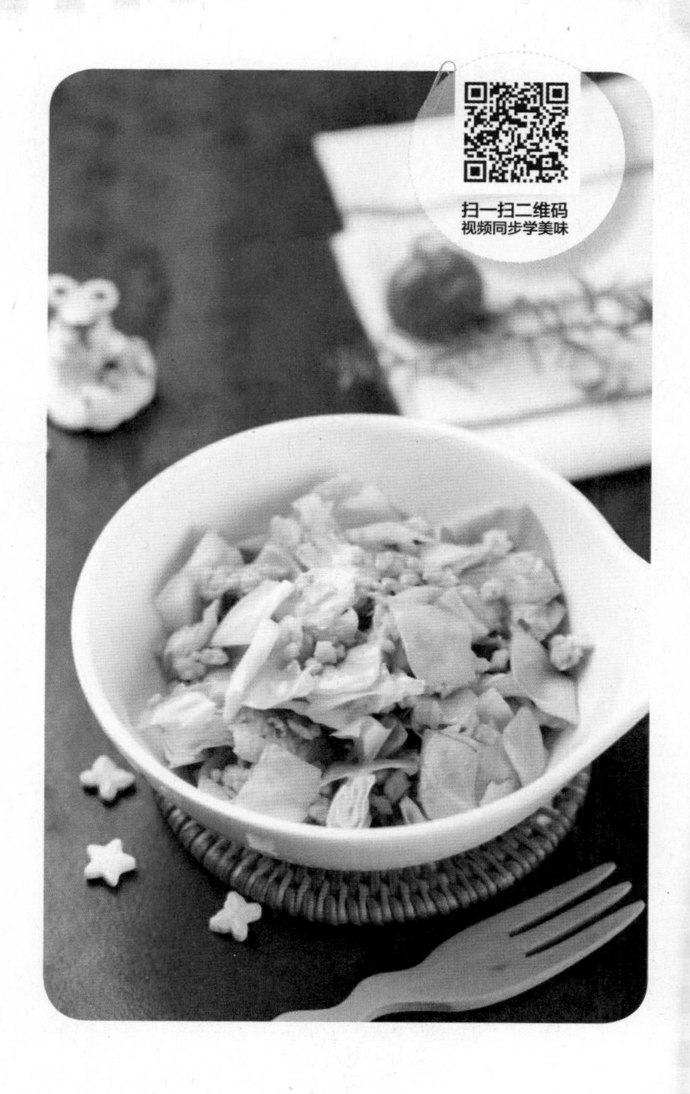

原料

包菜200克，肉末70克，姜末、蒜末各少许

调料

盐3克，鸡粉2克，料酒、生抽各2毫升，水淀粉3毫升，食用油适量

小叮咛

为使菜肴营养更丰富，可以加入西红柿等食材同炒。

做法

1. 将洗净的包菜切成小块，装盘待用。
2. 锅中注水烧开，加少许食用油、盐，倒入包菜，搅匀，煮2分钟至熟，捞出。
3. 用油起锅，倒入肉末，炒至转色，淋入料酒、生抽，炒匀，倒入姜末、蒜末，炒匀。
4. 放入焯煮好的包菜，炒匀，倒入少许清水，翻炒片刻。
5. 放入盐、鸡粉，炒匀调味，用大火收汁，倒入水淀粉，迅速拌炒匀至入味。
6. 关火，将炒好的菜盛出，装入碗中即可。

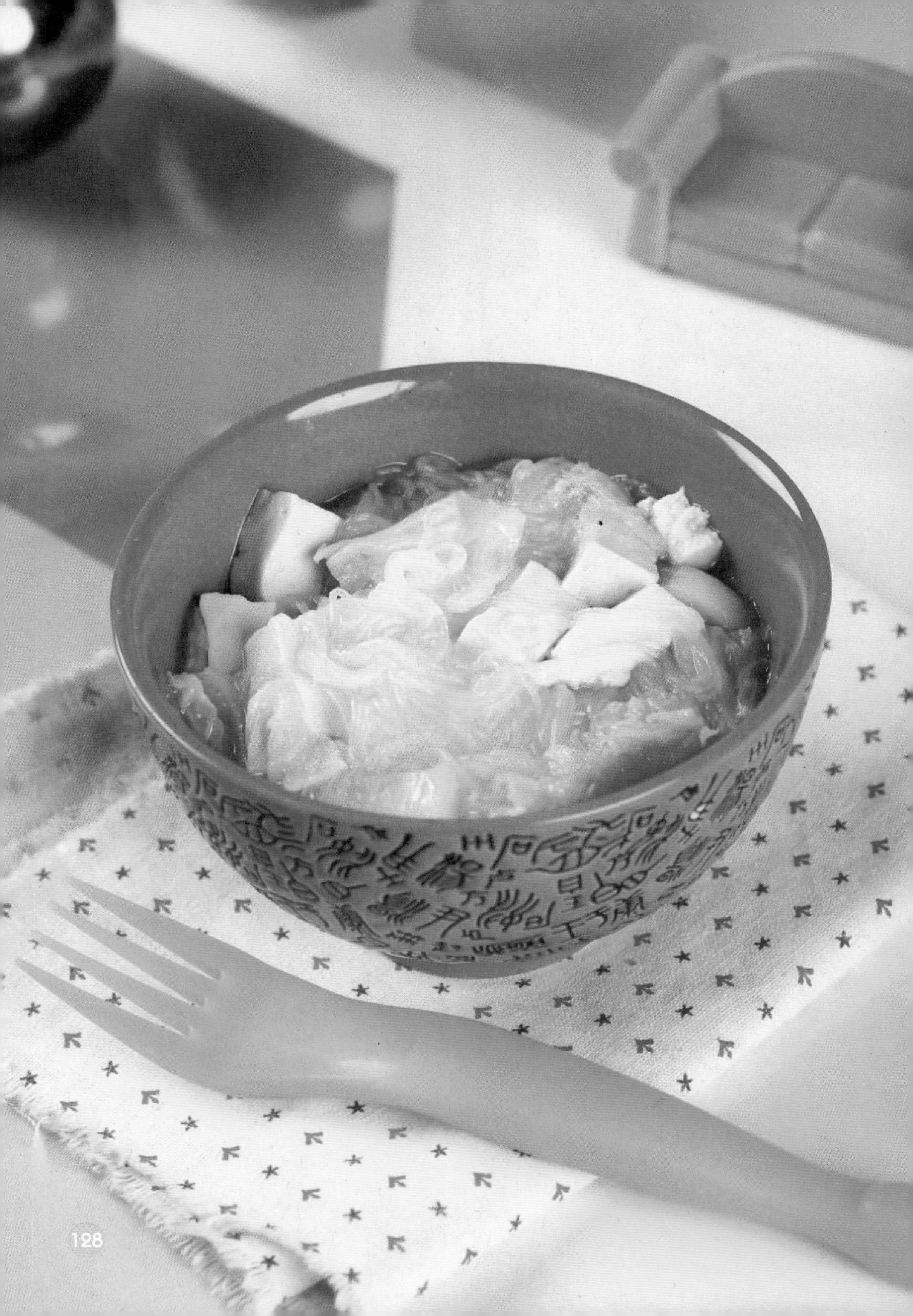

娃娃菜煲

原料

豆腐140克，娃娃菜120克，水发粉丝80克，高汤200毫升，姜末、蒜末各少许

调料

盐2克，鸡粉1克，料酒3毫升，食用油适量

做法

1 将洗净的豆腐切小块；洗好的娃娃菜切小块；洗好的粉丝切小段。
2 锅中注水烧开，放入娃娃菜，煮至断生，捞出。
3 锅中再倒入豆腐块，轻轻搅动，略煮后捞出，待用。
4 用油起锅，下入姜末、蒜末，爆香，放入娃娃菜，炒匀。
5 放入料酒，炒香、炒透，倒入高汤、豆腐块，加入盐、鸡粉，拌煮片刻，放入粉丝段，拌匀，煮至变软，关火。
6 取一个干净的砂煲，盛入锅中的食材，置于旺火上，炖至全部食材熟透即可。

小叮咛

切好粉丝后要将其散开，不可缠结在一起，以免将其煮成夹生，影响口感。

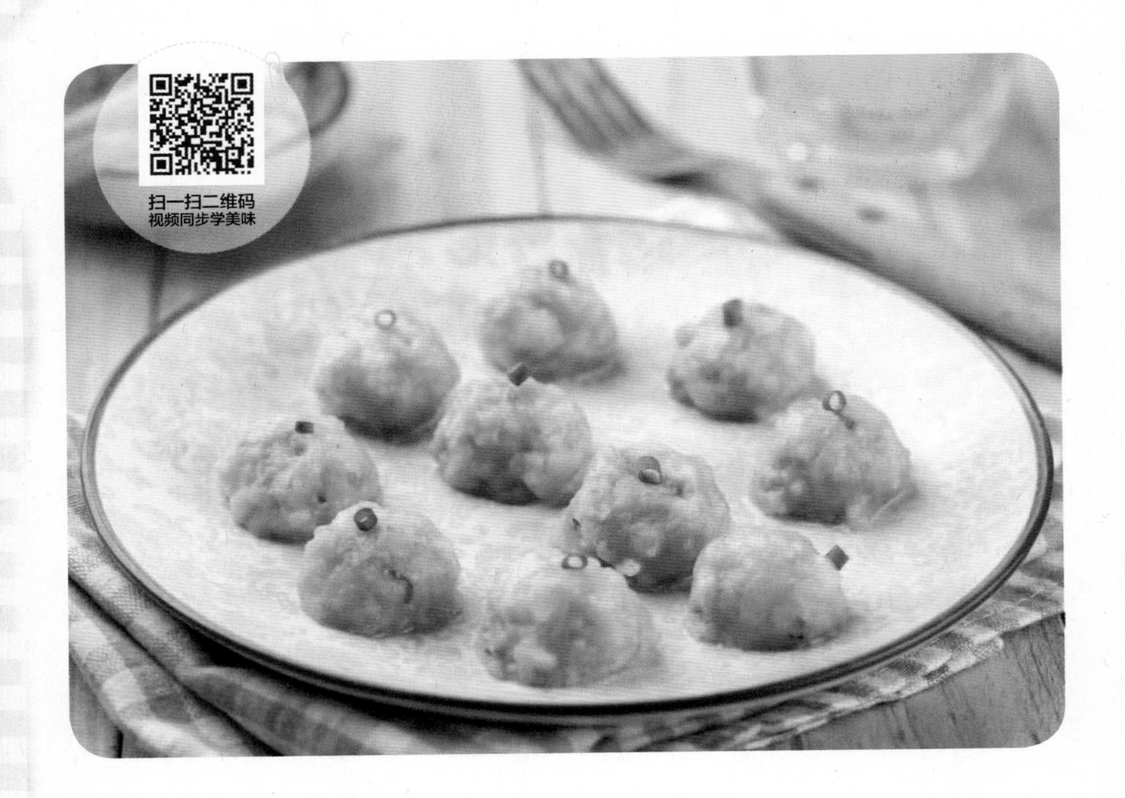

蒸肉丸子

原料

土豆170克，肉末90克，蛋液少许

调料

盐、鸡粉各2克，白糖6克，淀粉适量，芝麻油少许

小叮咛

在土豆泥中可加入少许面粉，这样做出来的丸子不易散开。

做法

1. 将洗净去皮的土豆切片，装入盘中。
2. 蒸锅上火烧开，放入土豆片，用中火蒸熟，取出土豆，放凉后压成泥，待用。
3. 取一个大碗，倒入肉末，加入盐、鸡粉、白糖。
4. 倒入蛋液，搅拌匀，倒入土豆泥、淀粉，拌匀至起劲。
5. 取一个蒸盘，抹上少许芝麻油。
6. 把拌好的土豆肉末泥做成数个丸子，放入蒸盘中，备用。
7. 蒸锅上火烧开，放入蒸盘，用中火蒸约10分钟至食材熟透，取出即可。

牛奶炒三丁

原料

猪里脊肉170克，豌豆70克，红椒30克，蛋清75克，牛奶80毫升

调料

盐、淀粉各2克，料酒2毫升，食用油适量

小叮咛

焯豌豆时加少许食用油，可使其颜色更翠绿。

做法

1 将洗净的红椒切开，去子，切成小块。
2 洗好的猪里脊肉剁碎，装碗，加少许盐、料酒，拌匀，腌渍10分钟。
3 开水锅中倒入洗净的豌豆，加入少许盐、少许食用油，煮3分钟，再倒入红椒，煮约半分钟，捞出待用。
4 用油起锅，倒入肉末，炒至变色，盛出待用。
5 将牛奶倒入碗中，加入少许盐、淀粉，倒入蛋清，拌匀，制成蛋奶液。
6 用油起锅，倒入蛋奶液，炒散，放入肉末、焯过水的食材，炒散，关火后盛出即可。

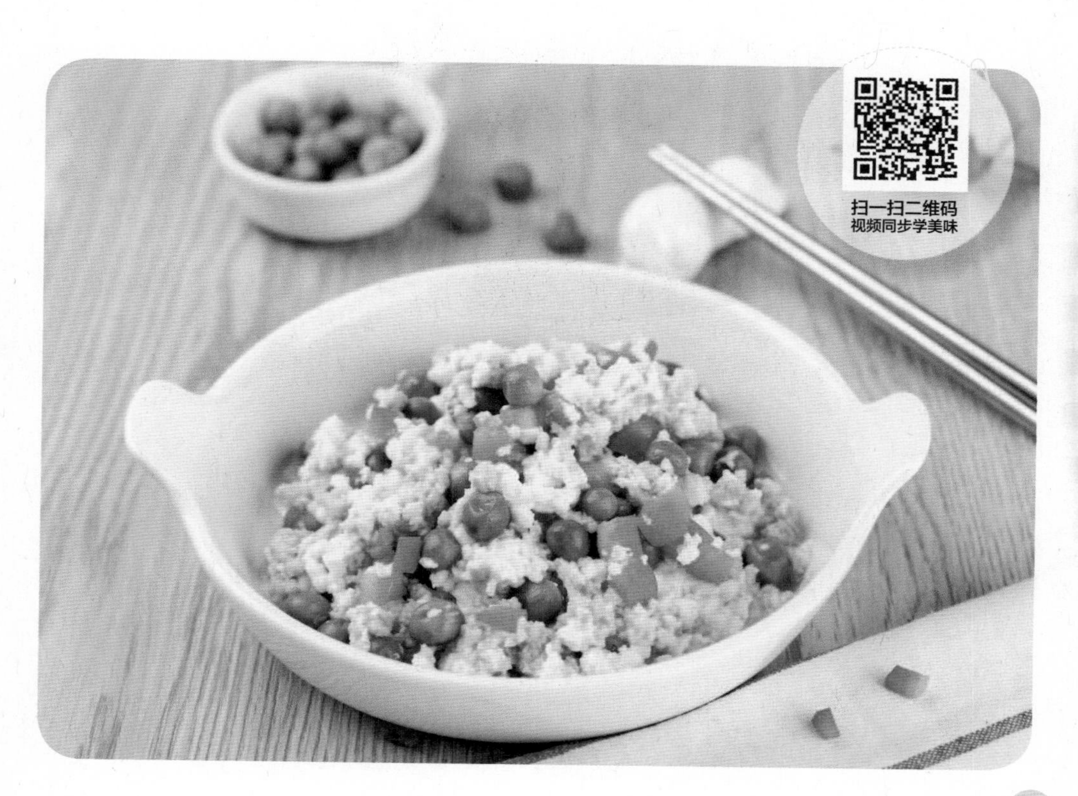

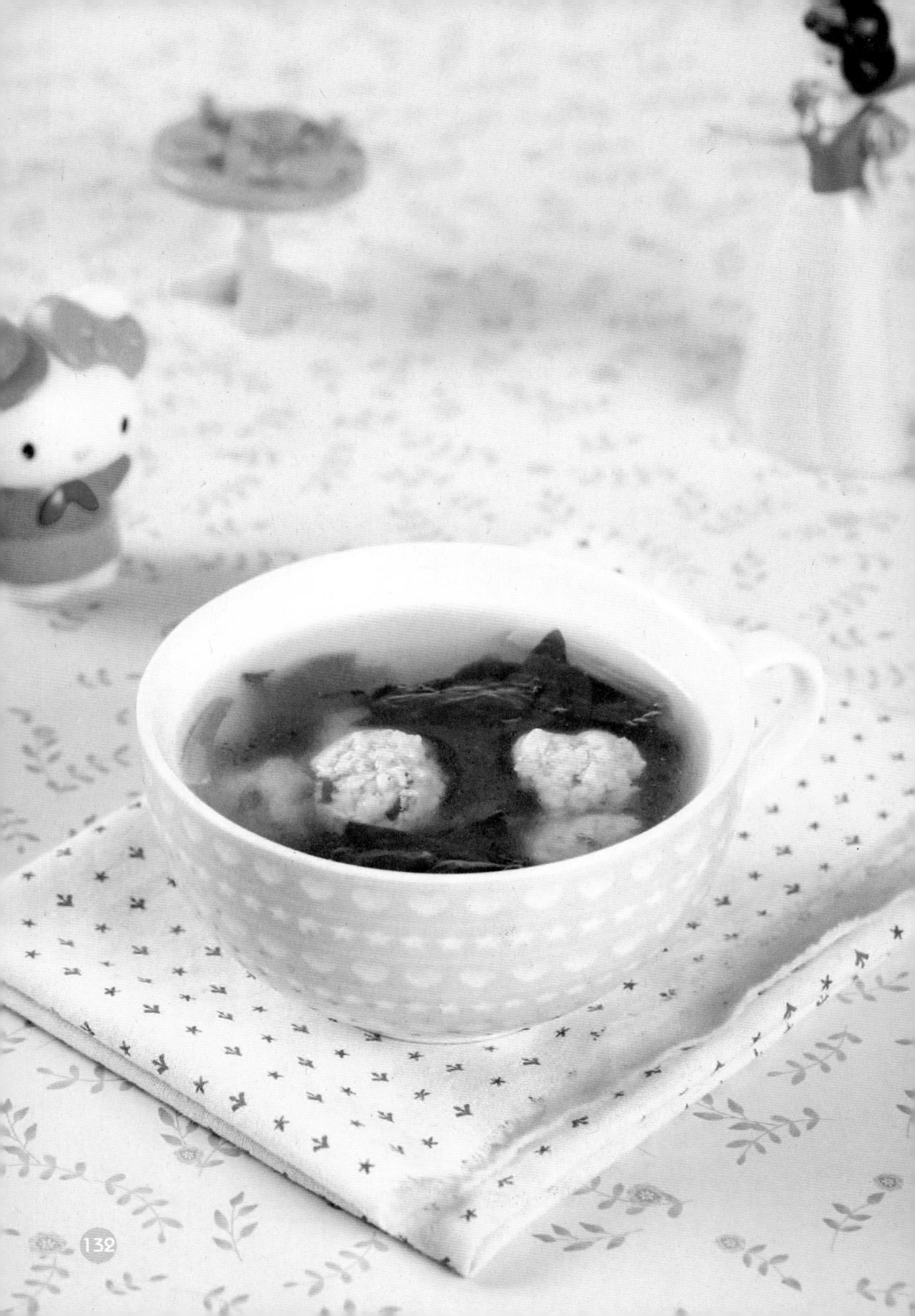

菠菜肉丸汤

原料

菠菜70克，肉末110克，姜末、葱花各少许

调料

盐2克，鸡粉3克，生抽2毫升，淀粉12克，食用油少许

做法

1 将洗净的菠菜切段。
2 把肉末装入碗中，倒入姜末、葱花，加少许盐、鸡粉，拌匀。
3 撒上淀粉，拌匀，至其起劲。
4 锅中注入适量清水烧开，将拌好的肉末挤成丸子，放入锅中。
5 用大火略煮，撇去浮沫。
6 加入少许食用油、盐、鸡粉、生抽，倒入菠菜，拌匀，煮至断生。
7 关火后盛出煮好的肉丸汤即可。

小叮咛

菠菜先用开水焯一下，可除去80%的草酸。

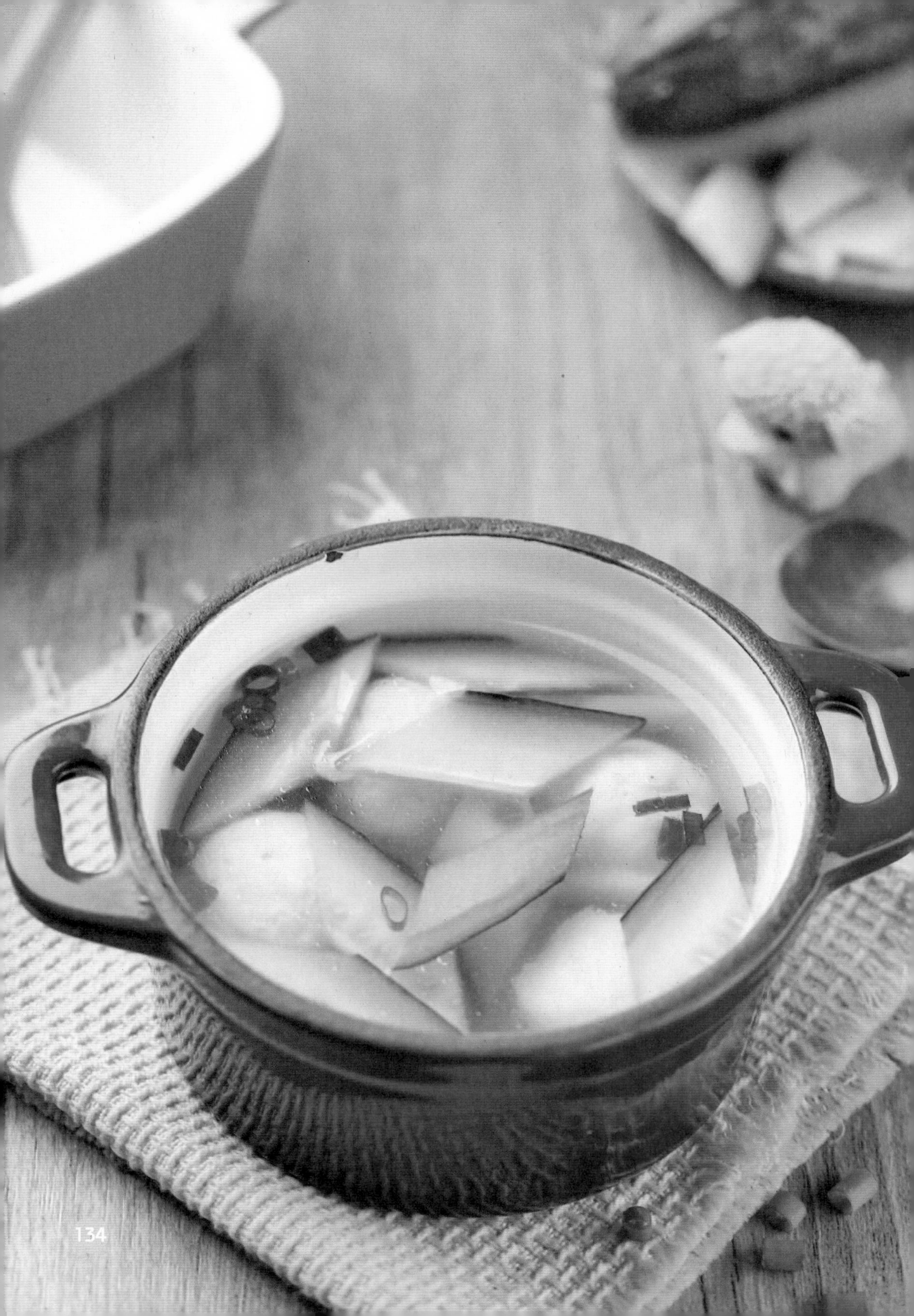

清味黄瓜鸡汤

原料

黄瓜、鸡胸肉末各100克，姜末、蒜末各少许

调料

盐、鸡粉各2克，胡椒粉、料酒各少许，水淀粉适量

做法

1 将洗净的黄瓜切条，再切成小块。
2 把肉末装于碗中，放少许盐、少许鸡粉、胡椒粉、料酒、姜末、蒜末，拌匀，加适量水淀粉，拌匀，腌渍10分钟。
3 把肉末捏成丸子，装入盘中待用。
4 锅中注水烧开，放入黄瓜块、丸子生坯，煮约20分钟，至材料熟透。
5 放盐、鸡粉，拌匀调味。
6 将煮好的汤装入碗中即可。

小叮咛

要待水开后再放入肉丸，这样煮出来的肉丸才有弹性。

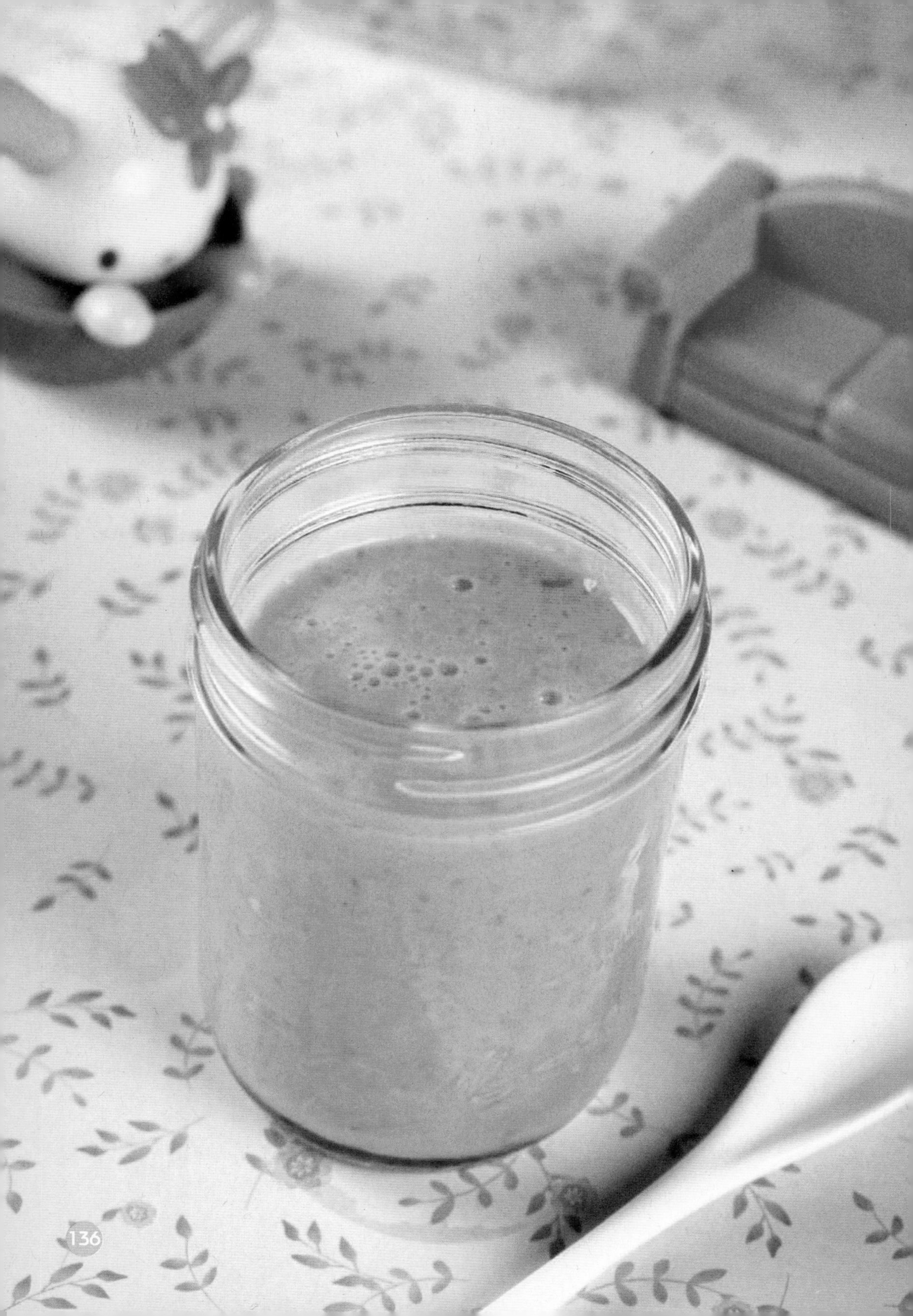

草莓酸奶昔

原料

酸奶300克，草莓60克

调料

白糖少许

做法

1 将洗净的草莓切小块，备用。
2 取搅拌机，选择搅拌刀座组合，倒入部分切好的草莓。
3 放入备好的酸奶，撒上少许白糖，盖好盖。
4 榨出果汁。
5 倒出果汁，装入杯中，点缀上余下的草莓即可。

小叮咛

草莓切好后要立即使用，否则会降低营养价值。

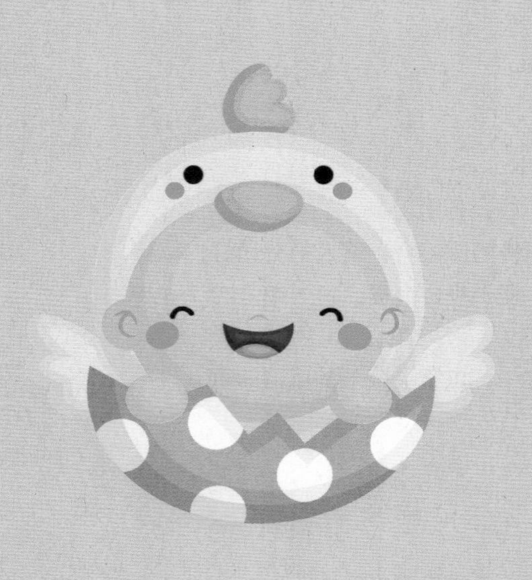

Chapter 4

小儿常见过敏疾病，这样调理恢复快

儿童过敏性疾病很常见，有的家长缺乏对过敏性疾病的正确认识，以致对疾病错误处理，造成孩子的过敏症状加重、反复发作、迁延不愈。本章针对常见的过敏性疾病给出了病症解析、饮食原则、生活照护、调理食谱，以帮助家长让孩子更快地恢复健康。

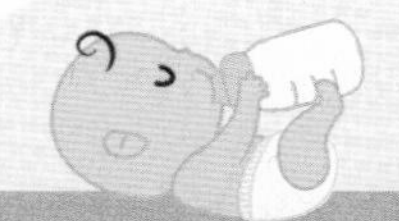

湿疹

湿疹是一种较为常见的炎症性皮肤病，婴幼儿是高发人群，且湿疹具有反复发作的特点。为了让孩子远离疾病的侵袭，家长要给予重视。

病症解析

对于年龄尚小的孩子来说，他们的皮肤发育还没有完全成熟，处于最外层表皮的角质层还很薄，且毛细血管丰富，内含水分及氯化物比较丰富，稍有不适，就会诱发湿疹。尤其是孩子的耳后、脖子、后脑勺、腋下等部位，更是湿疹的“高发”部位。发病的起初表现为皮肤发红、发痒，之后就会出现类似小米粒状且分布较为密集的皮疹，即红色丘疹或疱疹，成片分布，水疱破后会流黄色渗出液，水干后结成黄痂，且皮损常常呈对称分布。父母要留心观察孩子的皮肤，一旦发现异常要及时送医。

要想预防孩子出现湿疹，父母还需要从“源头”找起，也就是找到引起湿疹的原因，再“对症下药”才能“药到病除”。

- 有研究表明，如果家长有荨麻疹、过敏性鼻炎等过敏性疾病，孩子存在免疫异常的风险会较正常婴幼儿高出很多，换句话说，也就是孩子出现湿疹与遗传有一定的关系。如果孩子患湿疹的同时，还伴有其他过敏性疾病，这很大程度上是遗传性过敏体质导致的。

- 食物过敏导致的湿疹。对于婴幼儿来说，牛奶、鸡蛋是主要过敏原，父母可以通过排查食物来控制湿疹的发生及程度。而且，妈妈所吃的食物也可能导致宝宝过敏，因此也要注意。

- 环境因素对湿疹的发病有一定影响，例如室内病菌含量较高、过于潮湿、温度较高等，也会诱发湿疹或导致症状加重。

- 此外，还有一些其他原因，例如用药不当、护理不周、细菌感染等也会导致湿疹的出现或加重。

饮食原则

父母掌握正确的饮食原则，一方面可以降低幼儿湿疹的发病率，另一方面可以起到减轻湿疹症状的作用，促使孩子早日恢复健康。

原则一：牛奶喂养有可能导致异性蛋白过敏而诱发湿疹，而母乳喂养可以有效规避这一情况。所以妈妈应坚持母乳喂养至少6个月，千万不要因为下奶慢、奶水不足等因素而轻易放弃母乳。

原则二：哺乳妈妈的日常饮食要格外留心，因为自己摄入的食物会通过乳汁被孩子吸收，如果是一些刺激性的、易致敏的食物，孩子就很可能出现过敏，而导致湿疹的发生。

原则三：对于已经添加辅食的孩子来说，父母在准备辅食时一定要规避易导致过敏出现的食物，如鱼、虾、蟹等。蛋白质食物也应适当延后添加，例如，鸡蛋虽然含有多种营养，但同时也是致敏率较高的食物，建议采取少量多次、逐渐添加的方式加入到辅食中，先添蛋黄，1岁以后再给孩子吃全蛋。

原则四：绿叶蔬菜中的多种维生素，可以降低患儿过敏概率；植物油中的不饱和脂肪酸，可以预防湿疹发生，哺乳妈妈可以多吃一些，孩子的辅食中也可以适当多加入一些此类食物。

生活照护

对于已经患有湿疹的孩子，爸爸妈妈的悉心照护可以从一定程度上减轻身体不适，帮助他早日康复。

- 湿疹患儿的衣物应选择宽松、透气且吸汗性较好的棉质衣物，避免接触化纤、毛织物或动物羽毛类的衣服、被褥，以免刺激皮肤，使病情加重。

- 孩子居住的环境要空气清新、温度适宜，同时还要保持室内卫生，只有这样才能减少空气中的致敏原如尘螨、真菌等，对控制病情有帮助。

- 为了防止孩子用手搔抓患处，一定要定期帮孩子修剪指甲，或者为其戴上面纱缝制的小手套，但要注意防止线头缠住孩子的手指。

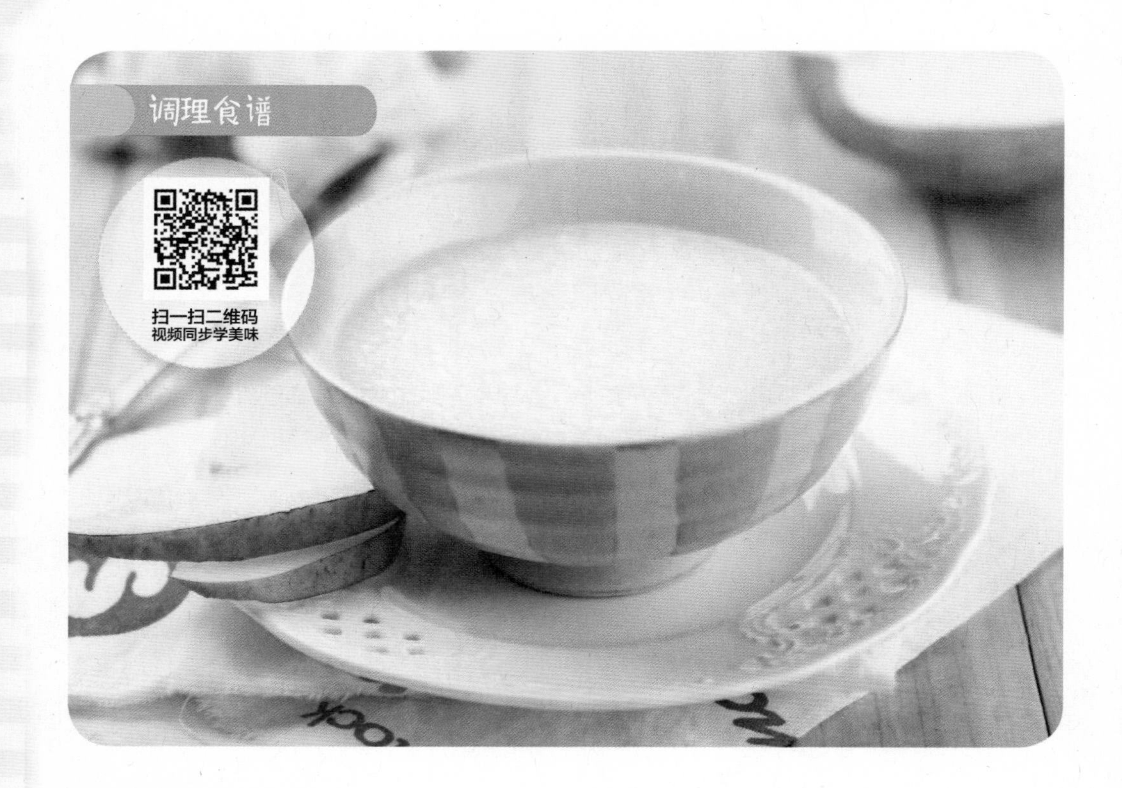

雪梨稀粥

原料

水发米碎100克，雪梨65克

做法

1 将洗好的雪梨去核，切小块，装碗待用。
2 取榨汁机，倒入雪梨块，注入少许清水，盖上盖，通电后选择“榨汁”功能，榨取汁水。
3 断电后倒出雪梨汁，过滤到碗中，备用。
4 砂锅中注入适量清水烧开，倒入米碎，拌匀，烧开后用小火煮约20分钟，至熟。
5 向锅中倒入雪梨汁，拌匀，用大火煮2分钟。
6 关火后盛出煮好的稀粥即可。

小叮咛

倒入雪梨汁后不宜煮过长时间，以免营养流失。

西蓝花土豆泥

原料

西蓝花50克，土豆180克

调料

盐少许

小叮咛

土豆泥中可以加少许奶或蛋黄，以增加菜肴的营养价值。

做法

1. 汤锅注水烧开，放入洗好的西蓝花，用小火煮1分30秒至熟，捞入盘中。
2. 将洗净去皮的土豆对半切开，切成块，装入盘中，放入烧开的蒸锅中。
3. 加盖，用中火蒸15分钟至其熟透。
4. 揭盖，取出煮熟的土豆块，先压碎，再剁成泥；西蓝花剁成末。
5. 取一个干净的大碗，倒入土豆泥。
6. 放入西蓝花末，加入少许盐，用小勺子拌约1分钟至完全入味。
7. 将拌好的西蓝花土豆泥舀入另一个碗中即成。

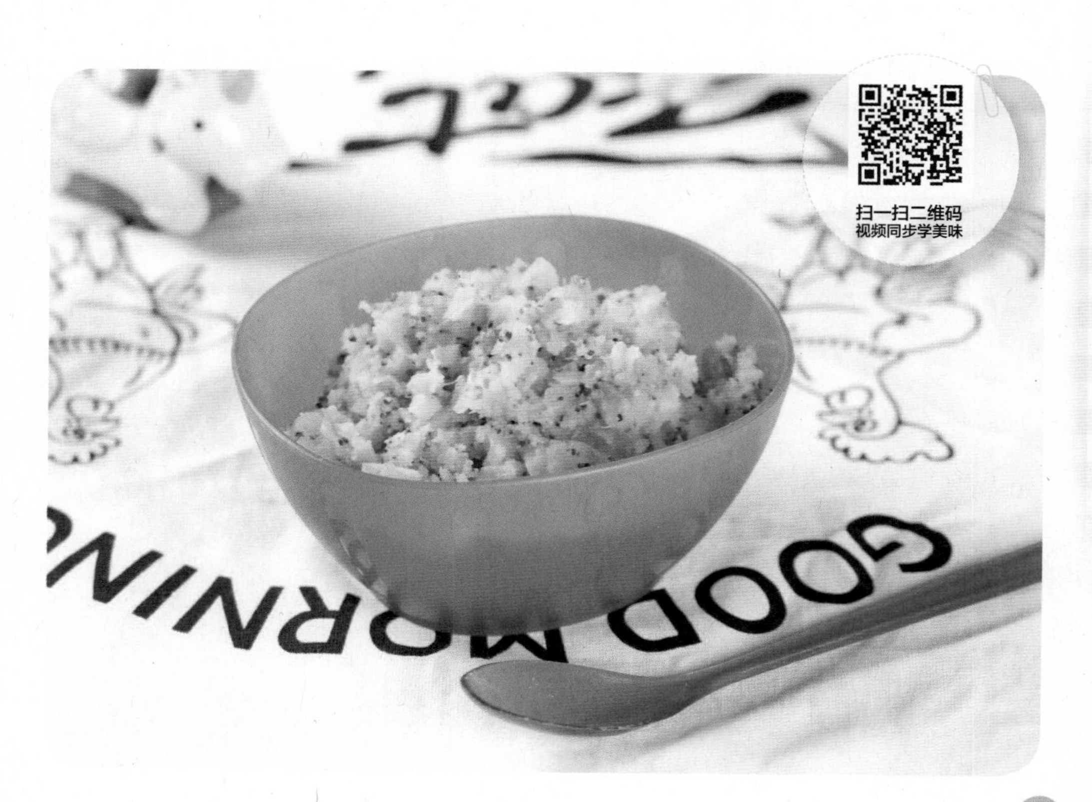

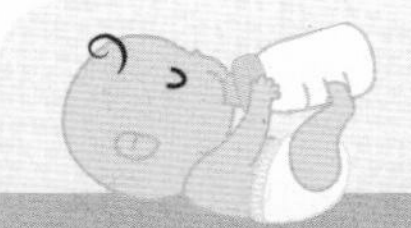

荨麻疹

荨麻疹俗称也是过敏性皮肤病的一种，多半情况下发生在孩子进食了某种食物之后，皮肤突然出现大小、颜色不等的疹块。就其症状来说，它是皮肤病中危害较轻的一种，但如果没有及时发现，也可能引起危险。

病症解析

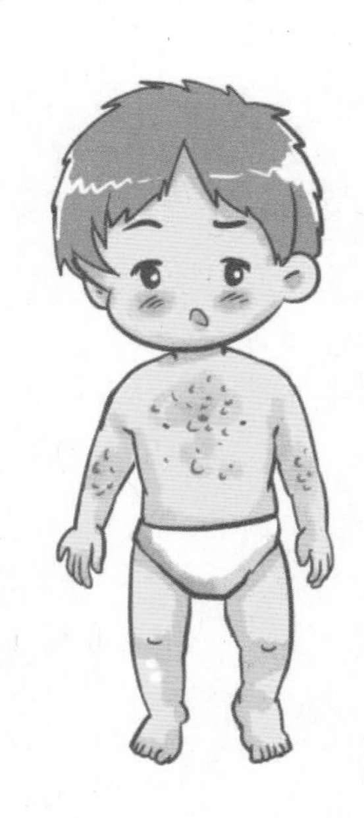

荨麻疹分为急性荨麻疹和慢性荨麻疹两种类型。急性荨麻疹可以在片刻间就出现，且皮肤异常刺痒，随着瘙痒、搔抓还会出现红色、苍白色的疹块，疹块数量较多，且面积比较大，多于数分钟至数小时就会消退，具有骤起骤消的特点。如果情况较为严重，孩子很可能会出现全身不适、头疼、发热、寒战等表现。慢性荨麻疹与急性荨麻疹相比，症状会比较轻，疹块时多时少，且会在发病后的数月、数年中反复发作。

此外还有几种特殊类型的荨麻疹，父母也要多加甄别。例如皮肤划痕症，即用指甲搔抓皮肤时，沿着抓痕出现淡红色条索状的隆起；孩子身体某个部位突然肿大；接触冷空气、寒冷食物等引起疹块等，这些都需要父母多留心。

虽然就我国现阶段医疗水平来说，还很难确定慢性荨麻疹的致病原因，但与荨麻疹发生的有关因素通常有以下几种。

- 食物中的特殊蛋白质，导致孩子出现异常或过强免疫反应，从而使孩子的皮肤、黏膜小血管扩张以及通透性增加，而出现水肿反应。常见的导致荨麻疹的过敏食物有鸡蛋、牛奶、花生、坚果、鱼、虾、蟹等。
- 孩子接触了某些过敏原，如花粉、烟雾、挥发性化学品、动物皮屑等。
- 某些细菌感染、病毒感染、真菌感染，如鼻窦炎、牙龈炎、流感等，都有可能导致荨麻疹的发生。

饮食原则

荨麻疹所带来的身体不适，不仅会让孩子瘙痒难忍，好像食欲也被疾病“吃掉了”。此时，爸爸妈妈不妨了解一些饮食原则，制作出美味的菜肴，让孩子获得满满能量，才能抵御疾病。

原则一：首先需要做到的是忌口，对于可能导致过敏的食物如海产品、蛋类、某些水果等应谨慎对待，如果孩子正处于发病期间，则一律不准孩子进食。

原则二：饮料、罐头等食品中有人工色素、添加剂等，也有可能引起过敏，导致荨麻疹的发生，所以此类食物也应禁食。

原则三：口味过于酸辣的刺激性食物，会降低孩子胃肠道的消化功能，食物残渣长时间在肠道内滞留，会产生一些增加机体过敏概率的物质，因此过于刺激性的食物，也不建议出现在孩子的日常饮食中。

生活照护

必要的医疗救助，可以有效控制荨麻疹所带来的身体不适，但不是全权由医生照顾孩子就可以了，家长对其生活上的照护也尤为重要。

- 当出现荨麻疹后，家长要仔细排查引起荨麻疹的过敏原，并避免孩子再次接触可疑过敏原。

- 室内尘螨越多，孩子出现皮肤病的风险就会越高。所以父母要及时除螨，正确的做法是保持室内环境干燥、通风；孩子的贴身衣物、被褥要及时清洗，并在太阳光下暴晒，以减少螨虫的滋生。

- 荨麻疹会让孩子的皮肤瘙痒难忍，但千万不要搔抓，以免症状加重，甚至是出现感染。父母可以用浸过凉水的毛巾冷敷皮肤，以减轻瘙痒感。

- 父母要注意观察孩子的病情，如果疹块持续 24 ~ 72 小时，同时还伴有明显的疼痛、灼烧感或其他异常情况，很有可能是荨麻疹性血管炎，要及时带孩子就医。

- 如果孩子是因为受冷、热环境变化而出现荨麻疹，不妨试试从时间和冷热程度上逐渐增加刺激，提高孩子的免疫力，从而减少疾病的发生。

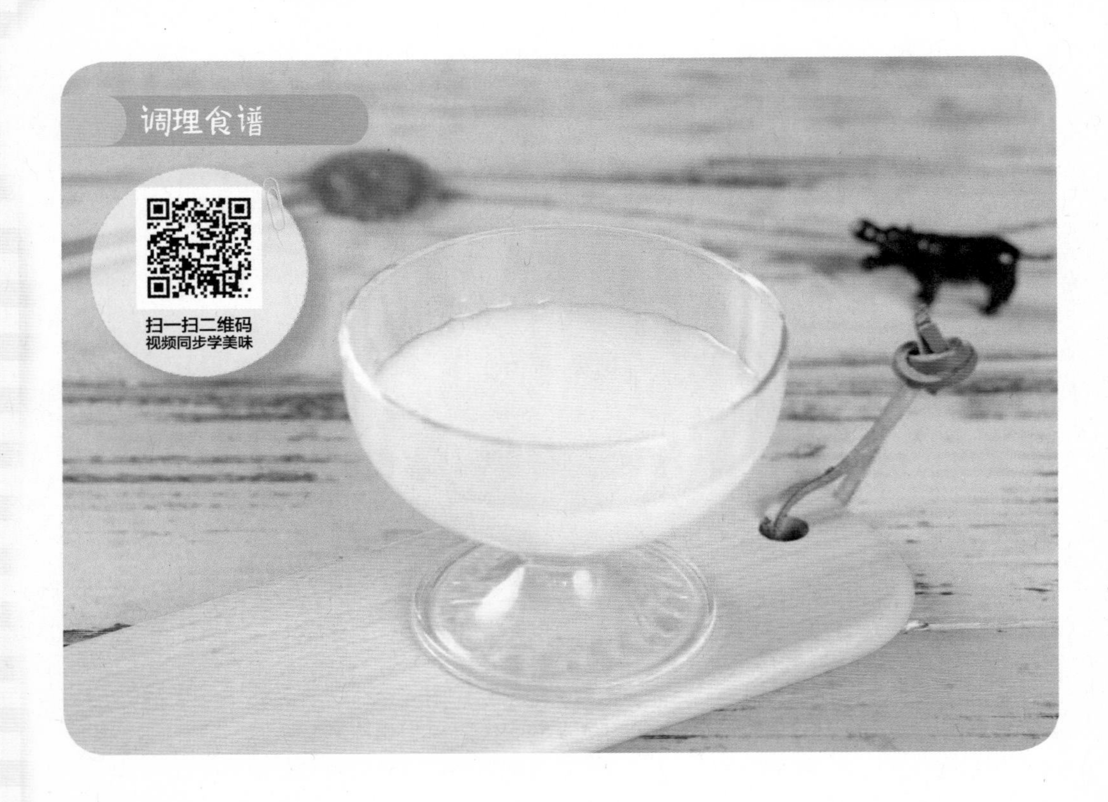

藕粉糊

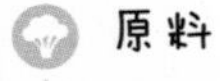

原料

藕粉120克

做法

1 将备好的藕粉倒入碗中，注入少许清水。
2 用筷子搅拌均匀，调成藕粉汁，待用。
3 砂锅中注入适量清水烧开，倒入调好的藕粉汁，边倒边搅拌，至锅中食材逐渐呈糊状。
4 用中火略煮片刻。
5 关火后盛出煮好的藕粉糊即可。

小叮咛

冲调藕粉时应先用冷水调匀，再加入沸水中煮，以免冲调不匀。

甜南瓜胡萝卜稀粥

原料

胡萝卜120克，南瓜90克，水发米碎100克

小叮咛

在煮粥时放些食用油，有利于营养吸收。

做法

1 将洗净去皮的南瓜切小块，洗好去皮的胡萝卜切粗丝，分别装盘备用。
2 蒸锅上火烧开，放入切好的南瓜、胡萝卜，用中火蒸约 15 分钟，取出，放凉待用。
3 将放凉的南瓜碾成泥；胡萝卜压碎，剁成泥。
4 砂锅中注入适量清水烧开，倒入米碎，拌匀，烧开后用小火煮约25分钟至熟。
5 倒入胡萝卜泥、南瓜泥，拌匀，用大火煮约2分钟至粥入味。
6 关火后盛出煮好的稀粥即可。

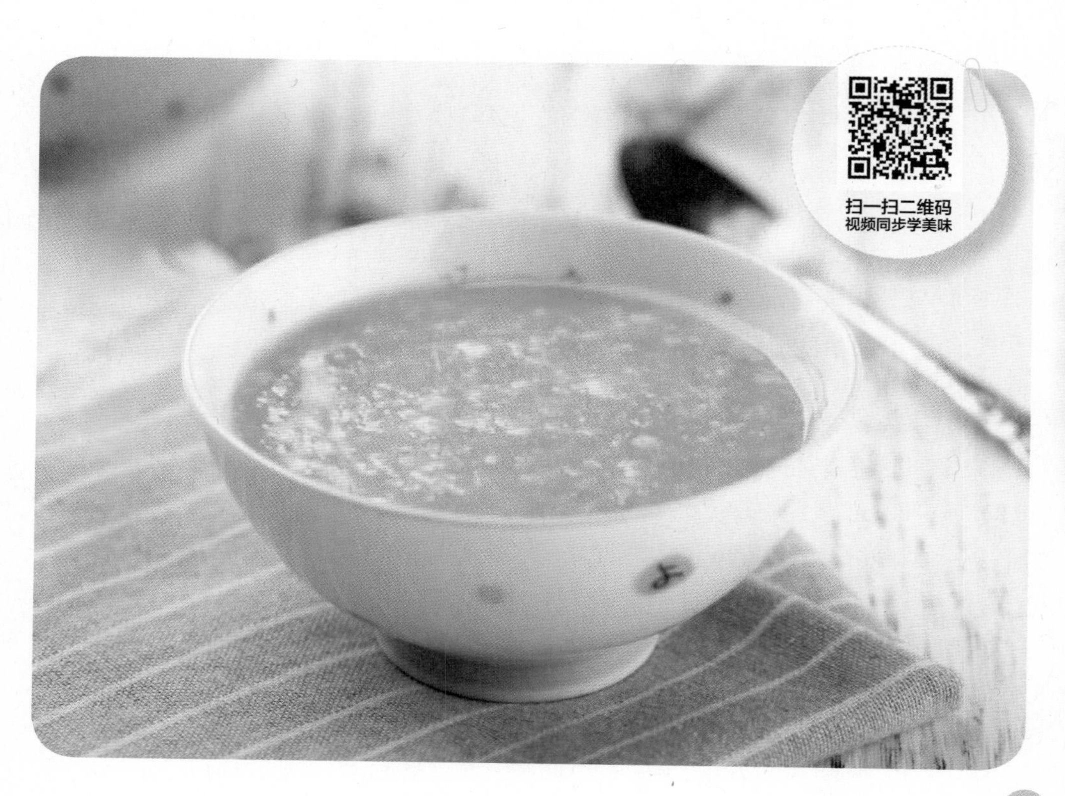

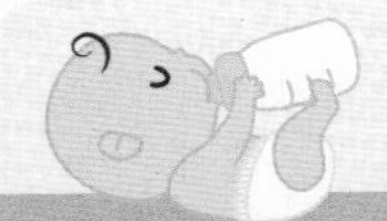

过敏性皮炎

皮肤作为抵御外来病菌的“屏障”，每天都会接触到成千上万种物质，发生过敏的概率也会比较大，过敏性皮炎就是常见的一种。过敏性皮炎不仅会造成皮损，也会让孩子感觉到瘙痒难忍，严重时还会诱发其他炎症，父母应引起重视。

病症解析

目前，医学界就过敏性皮炎的发病机制还没有确切说明，但查明与之相关的发病因素有多种，例如免疫力低下、环境污浊、过敏体质等都有可能让人出现过敏性皮炎。通常情况下，过敏性皮炎分为两类，一是接触性过敏性皮炎，二是遗传性过敏性皮炎。

接触性过敏性皮炎，顾名思义就是皮肤接触刺激物或致敏物质后，所发生的皮肤炎症，如接触部位出现红斑、丘疹、丘疱疹，并伴有瘙痒感、灼烧或胀痛。具体的致敏物质包括以下几种。

- 含有镍、铬等金属元素的金属制品。
- 日常生活用品，如肥皂、洗涤剂、塑料制品等。
- 化妆品，如香水、染发剂等。
- 纺织品，如化纤物质、尼龙衣物等。
- 植物花粉、蚊子、虱子等。
- 外用药物，如青霉素软膏、汞剂等。

遗传性过敏性皮炎的病因较为复杂，但遗传因素是重要诱因。如果父母为过敏性体质，孩子就有60%～80%的机会患遗传性过敏性皮炎。此病有几个主要发病特点：慢性反复发作、剧烈瘙痒，且有年龄阶段性皮疹表现和易发部位。

- 婴儿时期过敏性皮炎多发于出生后2～3个月，易发部位有头皮、面部、颈部等，红斑且伴有针尖状丘疹、水疱和渗液。

儿童期的过敏性皮炎又分为湿疹型和痒疹型等。

饮食原则

科学的饮食原则，不仅有助于增强孩子的体质，还可以充分发挥食物在预防和辅助治疗过敏性皮炎的作用，父母有必要掌握一些。

原则一： 一日三餐要注意营养均衡，父母可以为孩子多准备一些易于消化，且富含维生素C的食物，如西红柿汤、苹果稀粥等。维生素C是天然的抗组织胺剂，具有增强皮肤抵抗力的作用。

原则二： 如果是年龄较小的孩子，应坚持母乳喂养，乳汁中含有丰富的免疫物质，能增强孩子的免疫力，且比配方奶喂养的孩子，发生皮肤炎和过敏的概率也要低很多。

原则三： 辛辣类食物如辣椒、花椒，生冷类食物如冰冻食物，油腻类食物如油炸食品，海腥类如虾、蟹水产品等，都不宜让患有过敏性皮炎的孩子食用，否则会加重病情。

生活照护

父母不仅要照顾好孩子的饮食，更要留心生活中的照护细节，尤其是对于有接触性过敏性皮炎的孩子，尽量帮孩子规避致敏原，改善皮肤过敏症状。

父母要细心观察，留意可能导致孩子出现过敏性皮炎的“可疑”物质，一旦找到，就要避免接触、使用此类或同类产品，以免发生过敏。

当孩子出现皮炎时，父母应尽量避免局部刺激，如热水或肥皂清洁，而是使用专门为孩子设计的质地较为温和的洗护用品，来护理皮肤。

对于残留在皮肤上的刺激物质，可以用大量清水冲洗，但不能让孩子搔抓，以免造成皮肤破损。情况较为严重时应立即送医，以获取专业救治。

减少食入性易致敏物质和吸入性易致敏物质，包括某些食物、药物、花粉等，以免导致孩子身体过敏而诱发皮炎。

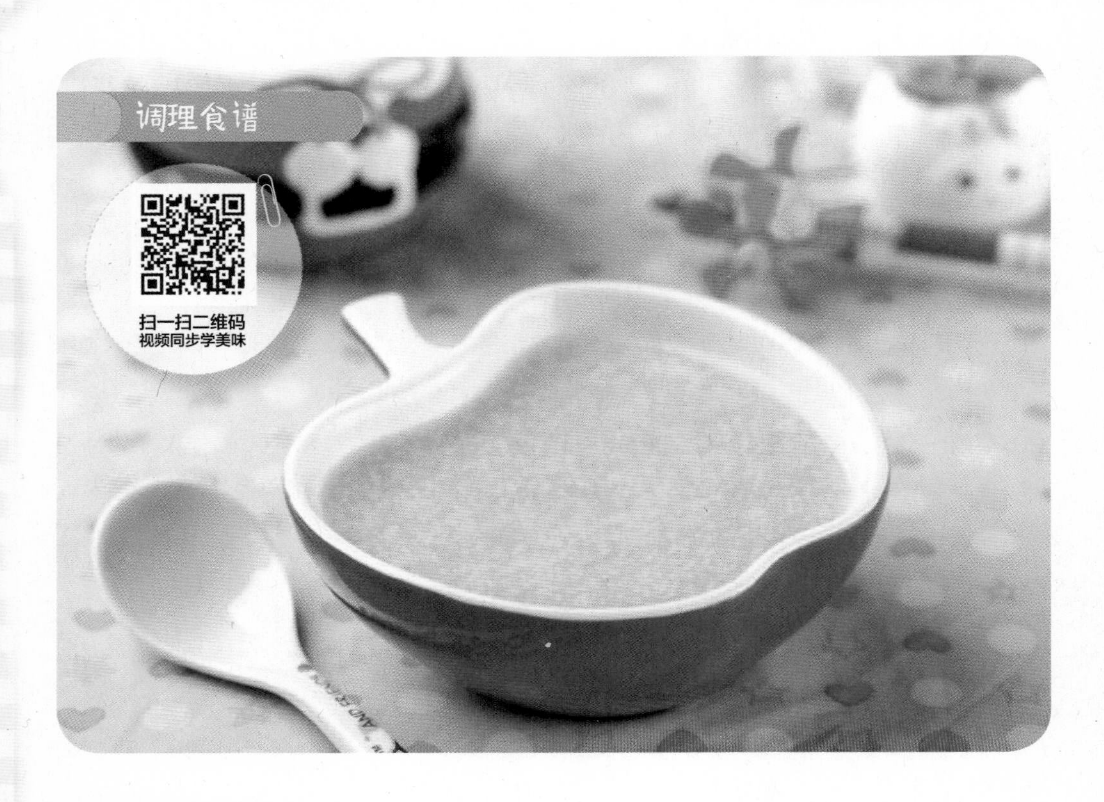

苹果稀粥

原料

水发米碎65克，苹果80克

做法

1 洗净去皮的苹果切开，去核，改切成丁。
2 取榨汁机，倒入切好的苹果，注入少许温开水，盖好盖，榨取果汁。
3 断电后倒出苹果汁，滤入碗中，待用。
4 锅中注入适量清水烧开，倒入米碎，拌匀，烧开后用小火煮30分钟至熟。
5 向锅中倒入苹果汁，拌匀，盖上盖，用大火煮2分钟至其沸。
6 关火，盛出煮好的稀粥即可。

小叮咛

锅中加水时要把握好量，避免之后加入苹果汁造成粥过于稀薄。

薏米山药饭

原料

水发大米160克，水发薏米100克，山药160克

做法

1 将洗净去皮的山药切片，再切成条，改切成丁，备用。
2 砂锅中注入适量清水烧开。
3 倒入洗好的大米、薏米。
4 放入切好的山药，拌匀。
5 盖上锅盖，煮开后用小火煮30分钟至食材熟透。
6 关火后揭开锅盖，盛出煮好的饭，装入碗中即可。

小叮咛

山药切好后如不立刻使用可泡在淡盐水中，防止其氧化变黑。

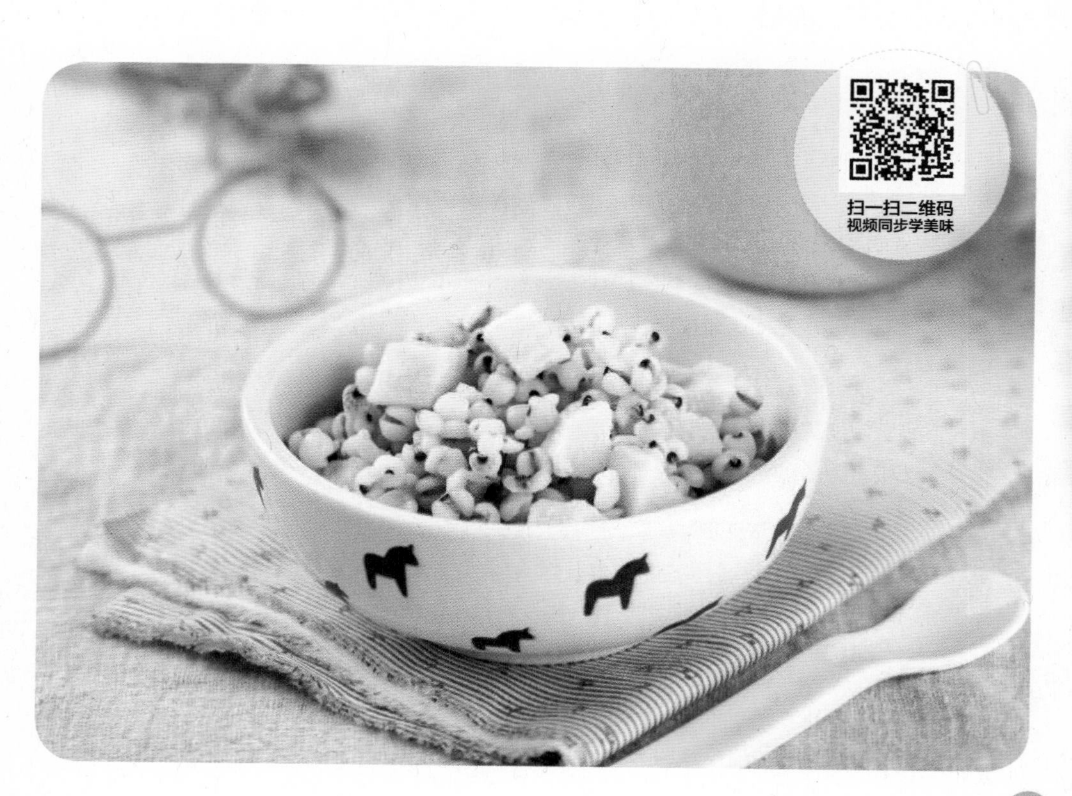

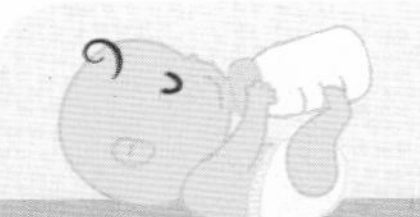

过敏性紫癜

当机体因某些致敏物质“入侵”而发生过敏反应时，会导致孩子体内的毛细血管变脆及通透性的改变，使得血液渗入皮下、黏膜下、浆膜下，皮肤就会出现紫癜，有时还会损害腹部、关节和肾脏。儿童和青少年是高发人群，且男孩多于女孩。

病症解析

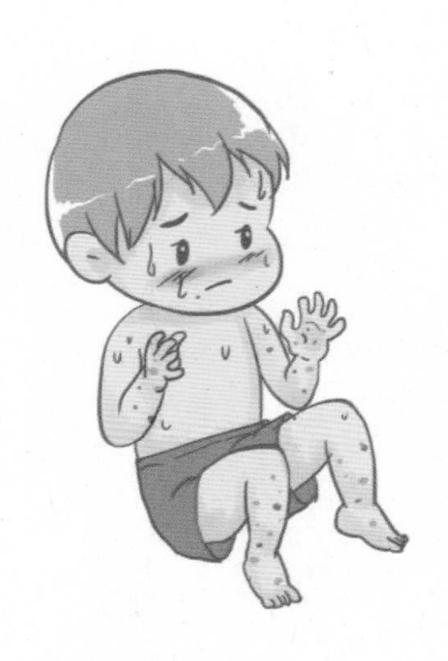

过敏性紫癜的发病原因有很多，例如细菌、病毒感染引起机体过敏反应，半数患儿在紫癜发病前1～3周会有上呼吸道感染史，如感冒、肺炎等；食物引起的紫癜发病，如鱼、虾、蛋等；某些异物如柳絮、粉尘、化学成分等导致的过敏性紫癜；此外，某些药物以及蚊虫叮咬也会引起过敏性紫癜。

不同患儿的症状表现不同，持续时间长短也有变化，主要划分为轻微的身体不适症状、典型的体征症状和常见并发症，其中典型体征症状又分为皮肤症状、关节症状、消化道症状和肾脏症状。

- 患儿多见于四肢远端、下肢和臀部有明显紫癜，多为对称性分布，颜色呈深红，大小不等，可为片状或瘀斑。同时还有痒感，之后数日内紫癜颜色会逐渐变为黄褐色，通常 7 ～ 14 天可消退。

- 部分患儿会因为消化道黏膜和腹膜毛细血管受损，诱发消化道症状。主要表现为脐周或下腹部疼痛，同时还会出现恶心、呕吐、腹泻等症状，严重者会出现肠套叠、肠梗阻等并发症。

- 如果关节部位血管受累，就会导致关节肿胀、疼痛，主要关节部位为膝关节、踝关节、肘关节等，症状特点具有游走性、反复性等特点。这一病症又被称为关节性紫癜，大部分患儿会在数日内症状消失。

- 有些患儿还会出现肾脏症状，主要表现为血尿、蛋白尿或管型尿，偶尔会出现水肿和高血压，此为紫癜性肾炎，一般数周之后可以恢复。

饮食原则

过敏性紫癜属于过敏性疾病的一种，且容易复发，日常生活中父母应多关注孩子的饮食，调理好一日三餐，才能有效减轻孩子的过敏症状。

原则一：患病期间的孩子尤其是伴有消化道症状的患儿的饮食要清淡、易消化，适当多吃些稀粥、米汤等，以减轻胃肠道的消化负担，缓解不适症状。

原则二：日常饮食要随病情的好转适时调整，当孩子身体恢复一些后，父母可以适当准备一些蔬菜、水果，必要的营养物质摄入是提高孩子抗病力的重要保障。

原则三：情况较为严重的患儿，起初阶段的饮食应免动物蛋白，食物中尽量不要有鸡、鸭等肉类，待治疗结束后才可逐渐恢复。恢复的过程中应遵循少量多餐的原则，逐渐添加动物蛋白性食品，这样有利于发现过敏原是何种动物蛋白。

生活照护

过敏性紫癜以冬、春季节为主要发病期，且诱发因素较多。对于易患过敏性疾病的孩子来说，父母要特别注意高发时段的生活照护，帮助孩子规避过敏诱因，降低过敏性紫癜的发生风险。

- 治疗期间，父母不宜带患儿去人群密集的场所，以免病毒、细菌感染，导致紫癜症状加剧或复发，通常情况下 3 个月内患儿情况平稳，以后紫癜复发的机会会比较少，如果久治不愈，复发的机会会增加很多。

- 父母要护理好孩子患病部位的皮肤，同时要尽量少做皮肤摩擦和碰触。如果症状较为严重，孩子应卧床休息。过多的肢体活动会加速体内血液循环，皮下出血症状会加重，不利于病情的缓解。

- 日常生活中，父母要鼓励孩子多进行体育锻炼，增强体质，提高机体对各种疾病的抗病力，这样可以很大程度上降低过敏性紫癜的发病风险。

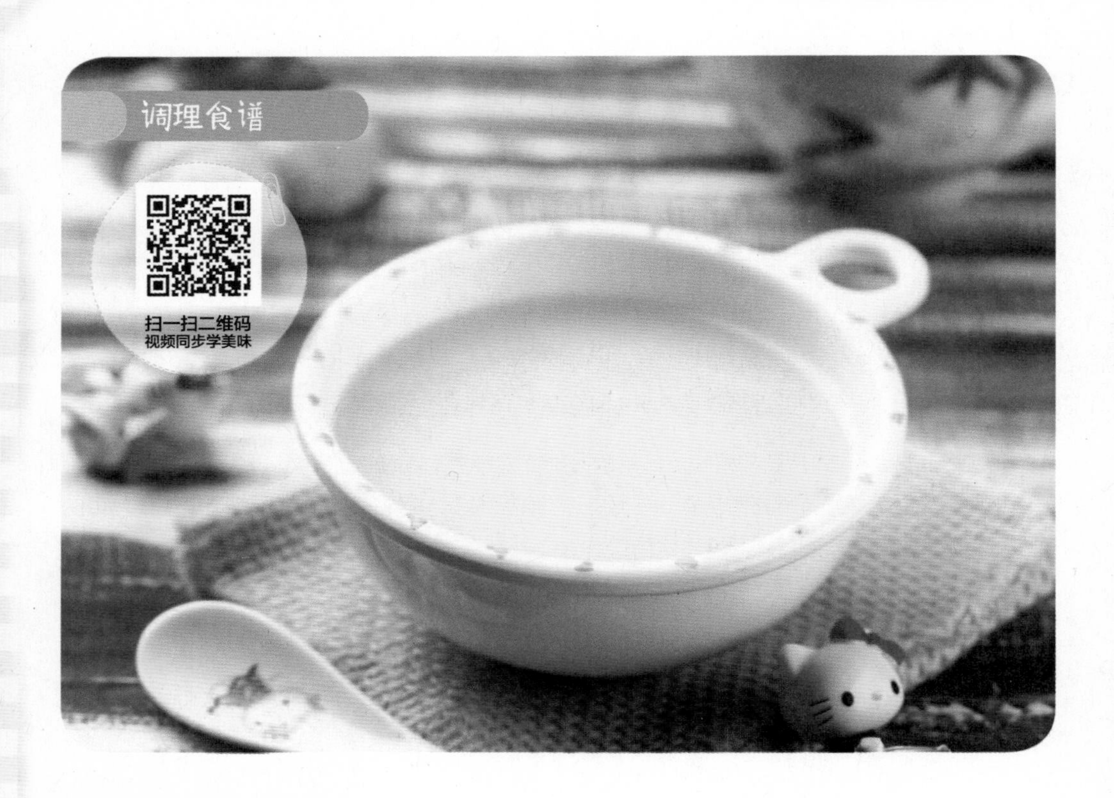

板栗雪梨米汤

原料

水发大米85克，雪梨110克，板栗肉20克

做法

1 将洗好的板栗肉切小块；洗净去皮的雪梨切开，去核，再切成小块。

2 取榨汁机，选择干磨刀座组合，倒入板栗，磨成粉末，装入小碗，待用。

3 将大米放入榨汁机中磨成米碎，待用。

4 取榨汁机，倒入雪梨和适量温开水，榨取果汁，滤入碗中，待用。

5 砂锅中注水烧开，倒入米碎，烧开后转小火煮约30分钟，倒入雪梨汁，略煮片刻，

6 倒入板栗粉，拌匀，煮至食材熟透，关火后盛出，装碗即可。

小叮咛

将去壳的板栗在热水中泡一会儿，能更好地去除上面的衣膜。

水果泥

原料

哈密瓜120克，西红柿150克，香蕉70克

做法

1 将洗净去皮的哈密瓜去子，切成小块，剁成末。
2 将洗好的西红柿切开，切成小瓣，再剁成末。
3 将香蕉去除果皮，把果肉压碎，剁成泥。
4 取一个干净的大碗，倒入西红柿、香蕉。
5 放入哈密瓜，搅拌片刻使其混合均匀。
6 取一个干净的小碗，盛入拌好的水果泥即可。

小叮咛

可以加入其他任意孩子喜欢的、不过敏的水果，如草莓、西瓜等。

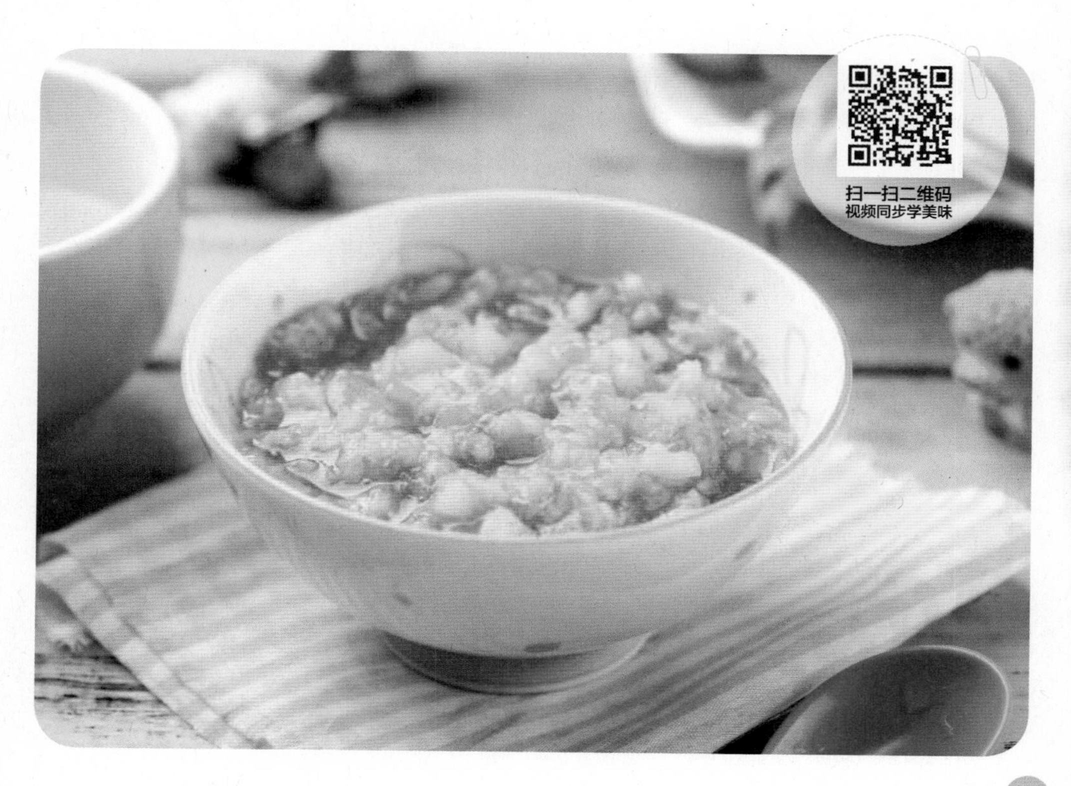

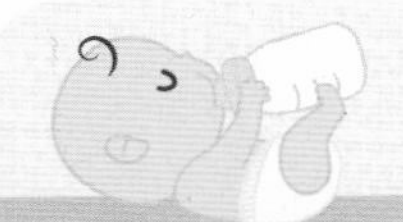

过敏性鼻炎

过敏性鼻炎即变应性鼻炎，是一种较为常见的慢性鼻黏膜充血疾病。发病期间会有类似感冒的症状，但一般的感冒药治疗过敏性鼻炎无效，所以常常被误诊，父母应仔细区别，积极帮孩子防治。

病症解析

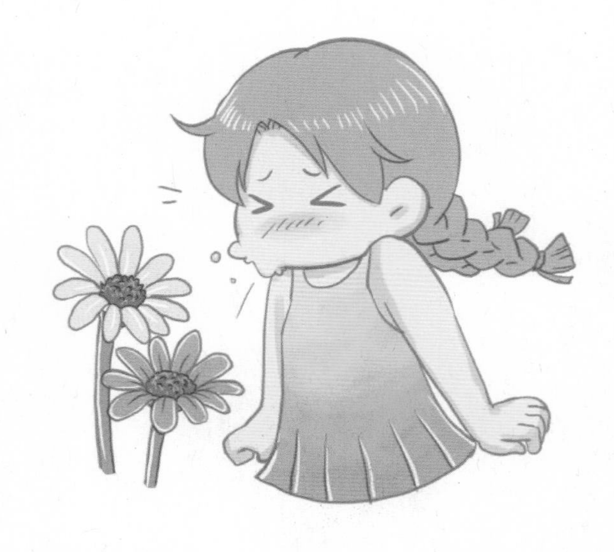

打喷嚏、鼻痒、流清涕、鼻塞是过敏性鼻炎的主要症状。具体表现：在清晨刚睡醒的时候连续打喷嚏，或者因为鼻子发痒而时常会用手去揉搓鼻子或者做一些奇怪的动作；过敏性鼻炎的患儿多半是流清水一样的鼻涕，也有的患儿因为感染流黏稠的鼻涕；有时还会根据姿势的变化，鼻塞症状也会有变化，当鼻塞严重时，孩子会改用嘴呼吸，并导致咽干和声嘶。是什么原因导致孩子出现这些症状呢？答案是过敏原。当过敏原进入孩子体内后，免疫系统会攻击这些“异己物质”，此时就产生了过敏反应，导致鼻黏膜水肿、分泌物增加等情况，过敏性鼻炎的症状也会随之产生。

- 呼吸系统进入的过敏原有花粉、尘螨、化学气体等。其中尘螨是 1 岁以内宝宝过敏性鼻炎常见的过敏原，小宝宝在地毯上爬行、接触被褥时，无形中会吸入很多尘螨，从而诱发鼻炎或加重鼻炎。随着孩子长大，到户外活动次数的增加，小区、花园内的花粉也会导致过敏性鼻炎的发生。
- 海产品、鸡蛋、牛奶以及某些水果、坚果等食物中包含有致敏物质。
- 空气温度过低、湿度太大或者光照强烈，也有可能导致鼻炎的出现。

饮食原则

过敏性鼻炎很容易复发，如果长期用药或接受手术治疗，对于孩子来说未必算得上是明智之选，父母可不妨将饮食作为“绿色疗法”，在科学的饮食原则指导下，让孩子轻松“吃”出好身体。

原则一：当孩子出现过敏性鼻炎时，身体需要更多的抵抗力，缓解过敏症状。建议父母为其准备一些维生素C、B族维生素含量较多的食物，如白菜、胡萝卜等。

原则二：有些孩子喜欢吃比较冰的食物，如冷饮、雪糕等，此类食物进入身体后会刺激呼吸道，加重过敏症状，且孩子的胃肠道也会受到影响。

原则三：辛辣刺激性食物、食品添加剂含量较多的食物、加入人工色素的食物等，也要被列入“黑名单”，因为这些食物都会加重过敏反应。

生活照护

孩子得了过敏性鼻炎，鼻咽部不适会影响睡眠质量，孩子白天没有精神，久而久之就会影响学习。而且如果鼻炎反复发作，还会导致诸多并发症，如哮喘、鼻窦炎、中耳炎、咽喉炎、嗅觉障碍等，为了不让孩子感染以上疾病，在生活照护方面就需要父母多用心。

- 消除家中可能诱发鼻炎的过敏原，是预防过鼻炎发生的有效手段。一旦发现致敏食物，一定不要让孩子摄入，同时还要做到清洁居室、清洗空调过滤网，以去除尘螨。

- 在春季百花盛开的季节，可以适当减少孩子外出活动的时间，以免花粉接触孩子，导致身体过敏，而引发鼻炎。

- 父母在征得医生的许可后，可以在家中给孩子洗鼻。使用0.9%浓度的生理盐水，先清洗外侧鼻腔，再冲洗鼻腔深层，将鼻腔中的脏东西清除出来，可以降低鼻炎复发的概率。

- 在运动的过程中，鼻子气道的阻力会减小，鼻塞的症状可以得到缓解，而且还有助于增强体质，父母要多鼓励孩子做运动。

白菜清汤

原料

白菜120克

调料

盐2克，芝麻油3毫升

做法

1 洗好的白菜切开，切成小丁，备用。

2 锅中注入适量清水烧开，倒入切好的白菜，搅拌均匀。

3 盖上盖，烧开后用小火煮约10分钟。

4 揭盖，加入盐、芝麻油，拌匀调味，至汤汁入味。

5 关火后盛出煮好的白菜汤即可。

小叮咛

先将白菜速炒片刻再加水煮汤，口感会更佳。

香菇鸡肉羹

原料

鲜香菇40克，上海青30克，鸡胸肉60克，软饭适量

调料

盐少许，食用油适量

做法

1 汤锅中注入适量清水烧开，放入洗净的上海青，煮至断生，捞出，放凉后剁碎。

2 洗净的香菇切成粒；洗好的鸡胸肉剁成末。

3 用油起锅，倒入香菇，炒香，再放入鸡胸肉，炒至转色。

4 加入适量清水，拌匀，倒入适量软饭，拌炒匀，加少许盐，炒匀调味。

5 放入上海青，拌炒匀，将炒好的菜肴盛入碗中即可。

小叮咛

炒制时可以加入少许芝麻油，能使成品味道更加鲜美。

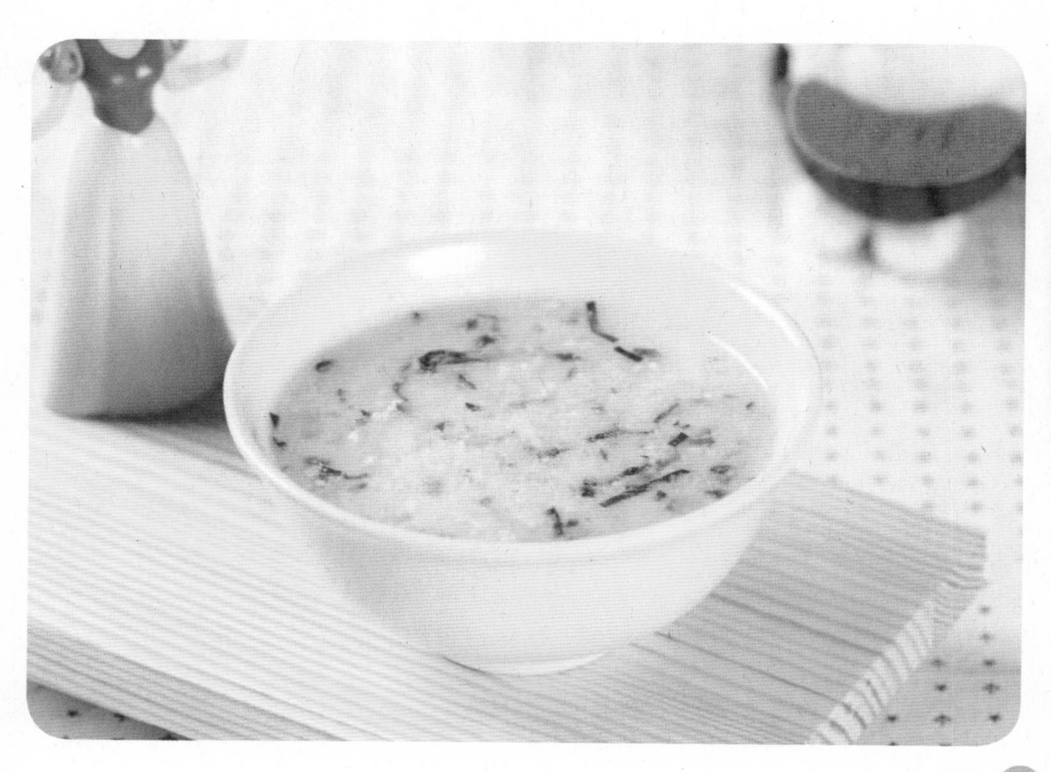

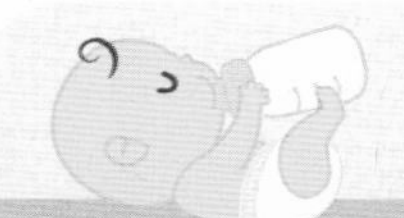

过敏性哮喘

相比较前面几种过敏导致的疾病，过敏性哮喘是比较危险的一种，如果处理不当，或者没能有效改善哮喘，孩子就有可能出现窒息，危及生命。近年来儿童出现过敏性哮喘的比例逐年增多，家长要引起重视。

病症解析

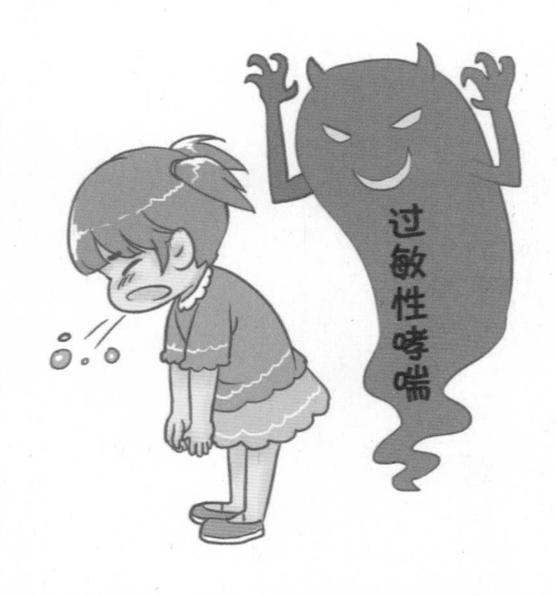

过敏性哮喘是由多种细胞特别是肥大细胞、嗜酸性粒细胞和T淋细胞参与的慢性气道炎症。发病前会出现鼻痒、喉痒、咳嗽等症状，发病时会出现喘息、胸闷、气促等，如果孩子咳嗽频繁或严重，还能听到肺鸣音，并伴有白色泡沫痰咳出，甚至会出现脸色苍白、意识不清、窒息等症状。

过敏性哮喘根据哮喘症状的时间长短，可以分为速发型哮喘、迟发型哮喘和双相型哮喘。速发型哮喘会在过敏原进入身体后立即发作，大约发作20分钟后到达高峰；迟发型哮喘会在过敏原进入身体6小时左右发病，持续时间可达数天；双相型哮喘则兼具以上两种发病机制。

过敏性哮喘的发病原因分为内因和外因，内因分为过敏性体质和哮喘具有遗传性两种，外因可以细化为室内过敏原和室外过敏原。室内过敏原包括尘螨、动物皮屑、真菌、细菌等；室外过敏原则包括植物花粉、扬絮、烟尘等。其中一项重要的原因需要父母格外重视，就是食物过敏没有得到正确治疗，长此以往就导致了过敏性哮喘等一系列过敏性疾病的出现。

牛奶、鸡蛋是孩子食物过敏的主要过敏原，因为牛奶中的甲种乳白蛋白、蛋清中的卵白蛋都极易导致身体出现高敏反应，这种反应会增加气道高反应性，加重上下呼吸道的梗阻，哮喘就会由此产生。根据相关研究显示，婴幼儿出现食物过敏的时间越早，持续时间越长，日后发生哮喘的概率就越大，所以父母要控制致敏食物，不让孩子再次摄入，这是预防哮喘发生和加重的重要措施。

饮食原则

既然食物过敏是引发过敏性哮喘的重要原因，父母就要从饮食调整着手，避开易致敏食物，降低哮喘发生的概率。

原则一：患儿在患病期间，饮食要以清淡为主，多吃一些半流质食物或软食，易于消化吸收，可以适当吃一些含有维生素和热量的食物，以补充身体所需营养物质。

原则二：类似牛奶、花生、鸡蛋、巧克力、海鲜等容易引起过敏的食物，父母需要特别注意，孩子的饮食中尽量不要出现。可以选择同样富含营养的食物代替，既能避免过敏，也能满足营养需求。

原则三：中医理论认为，过敏体质者多半是虚寒体质，所以饮食最忌讳吃冰冷的食物，这里指的是温度低的食物，如冰淇淋、冷饮、冰西瓜等，很多孩子的过敏症状都是由此产生的，父母一定要严格控制，不让孩子进食此类食物，尤其是在哮喘发病期间。

原则四：哮喘发病期间，体内水分流失会比较多，父母要督促孩子多喝水。如果孩子出现呼吸急促、皮肤发痒的情况，要立即检查其饮水量，必要时要送医就诊。

生活照护

如果想让过敏性哮喘的孩子尽快恢复健康，父母在生活上的精心照顾就显得尤为重要。得当的护理可以起到良好的辅助作用，能帮助孩子战胜病魔。

- 有些孩子的哮喘是由感冒引起的，所以父母要采取积极措施，预防孩子感冒。例如不带孩子去人群密集的场所；不接触感冒患者；季节交替时，及时帮孩子增减衣物等。

- 一定的运动、锻炼可以提高孩子的抵抗力，增强体质。但运动强度要在孩子自身的承受能力范围以内，循序渐进、持之以恒。

- 创造适宜的环境条件，室内温度舒适、干净卫生，没有动物毛屑，没有刺激性气味等，以免诱发孩子过敏。

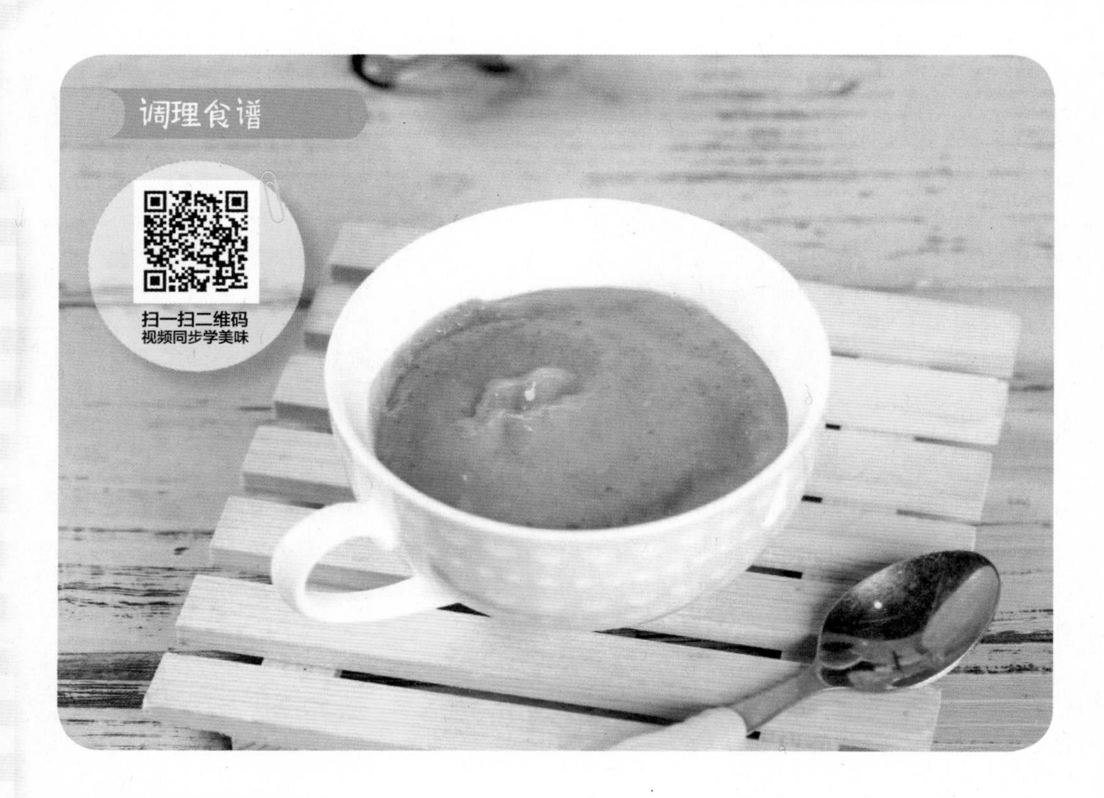

青菜面糊

原料

生菜120克，面粉90克

调料

盐少许

小叮咛

煮制此面糊时，火候要控制好，以免煳锅。

做法

1. 汤锅中注入适量清水烧开，放入洗净的生菜，煮至断生，捞出，切碎待用。
2. 选择榨汁机的搅拌刀座组合，放入生菜和适量清水，盖上盖子，榨取生菜汁，装盘备用。
3. 把面粉放入碗中，倒入生菜汁，拌匀，加入少许盐，搅拌成面糊。
4. 汤锅中注入适量清水，烧热，倒入拌好的面糊。
5. 用勺子持续搅拌，用小火煮熟。
6. 将煮好的熟面糊盛出，装入碗中即成。

肉丝豆腐汤

原料

猪肉150克，豆腐100克，上海青30克

调料

盐、鸡粉各3克，水淀粉、食用油各少许

小叮咛

豆腐质地较软，切丝前可先放入沸水锅中焯一会，切丝时就不容易碎了。

做法

1. 取洗净的上海青叶子切成细丝；洗净的豆腐切成丝；洗净的猪肉切成肉丝。
2. 把肉丝放入碗中，加入1克盐、1克鸡粉、水淀粉，拌匀，倒入少许食用油，腌渍10分钟。
3. 锅中注水烧开，加盐、鸡粉、食用油，倒入豆腐丝，拌匀，煮沸。
4. 放入腌好的肉丝，煮沸后倒入上海青拌匀，续煮至食材熟软。
5. 将煮好的汤盛入汤碗中即成。

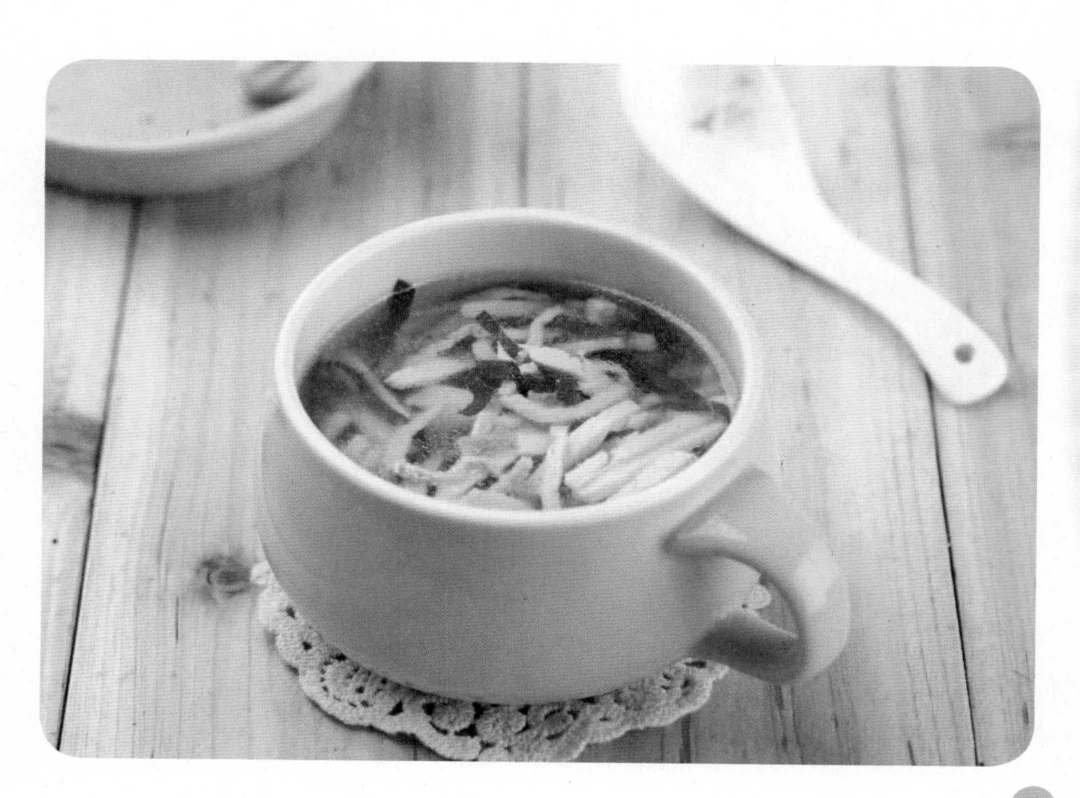

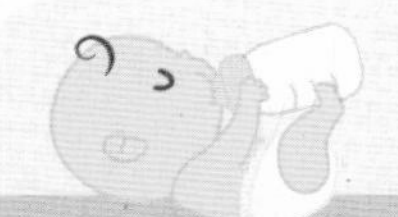

过敏性咳嗽

咳嗽本身是一种排出呼吸道痰液和异物的有效途径，算得上是机体的“保护性”反应，但对于频繁发生或者难以控制的过敏性咳嗽来说，父母就要引起重视。否则咳嗽伤及呼吸道，既有可能诱发其他疾病，也会对孩子的身体造成一定程度的损伤。

病症解析

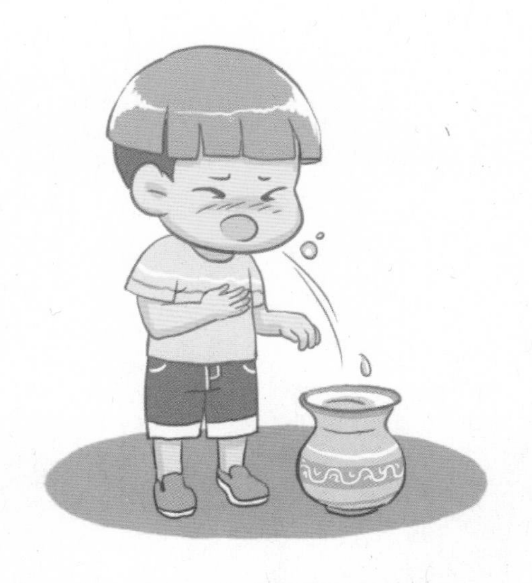

过敏性咳嗽也叫过敏性支气管炎、咳嗽变异性哮喘，属于哮喘的特殊表现。发病时的主要症状有阵发性刺激性干咳，痰液较少，偶尔会有白色泡沫样痰，发病时间以夜间或者清晨较为明显。也有的患儿会在某种情况下，例如运动过后、身处某一环境、吸入某些气体时，出现咳嗽或咳嗽加重。也有少数患儿会合并出现打喷嚏、流鼻涕等过敏性鼻炎症状。

过敏性咳嗽与过敏性哮喘的发病原因有相似之处，主要包括两个方面：一是过敏体质，二是环境因素。过敏体质可以视为致病因素，是指引起过敏性咳嗽首次发作的因素，如果父母为过敏体质，则孩子也为过敏体质的概率会比较高，因为过敏具有遗传性；环境因素则可以视为诱发因素，一定程度上可以促使过敏性咳嗽复发和加重，包含气候环境、刺激性气体等。除此之外，过度运动也会诱发过敏性咳嗽。

冷空气吸入、空气湿度大、气压低都会让过敏性咳嗽的发病率升高。以冷空气吸入为例，它可以损失气道的内热，直接或者间接诱发气道炎症，而导致过敏性咳嗽发作。

过度运动会吸入大量空气，气道环境变冷，也会诱发气道炎症，而出现咳嗽。此外，患儿大笑、哭闹后也会因为此种原因而诱发咳嗽。

饮食原则

过敏性咳嗽是儿童常见呼吸道疾病之一，常常表现为迁延不愈的咳嗽，甚至还会演变为哮喘。每位父母都不想看到孩子被病痛“折磨”。其实了解一些与过敏性咳嗽对症的饮食原则，做好饮食护理，对孩子的身体康复很有帮助。

原则一：让孩子多吃富含维生素的蔬果，如西红柿、大白菜、小白菜等，这些食物中含有的B族维生素和维生素C有助于缓解炎症，帮助孩子尽快康复。

原则二：对于咳嗽并伴有痰液的患儿，父母可以让其吃些具有润肺化痰功效的食物，例如百合、梨、银耳、猪肺等，减少痰液对气道的阻塞。

原则三：父母应避免给孩子吃一些又干又硬的食物、刺激性强、生冷以及过甜、过咸的食物，这些食物都会使咳嗽、气喘加重，病情绵延不愈。

原则四：家长可以给孩子适当多准备一些白开水、米汤等，增加水分的摄入，滋润呼吸道的同时，也能促进毒素的排出，减轻病症。

生活照护

与其等到孩子真的患上过敏性咳嗽，需要吃药、打针，父母不如多从预防做起。悉心照护好孩子的起居生活，远离致敏诱因，帮助孩子战胜过敏性疾病。

- 对于夜间多发咳嗽的患儿，父母要将其头部偏向一侧，以防剧烈咳嗽出的呕吐物引起窒息，同时还要将呕吐物及时清理干净，以免影响孩子睡眠。

- 睡觉前可以用枕头、毛毯做成一个有斜度的平面，让孩子的头部、颈部和背部，从高到低同时垫高，可以减少鼻腔分泌物流至咽喉部引起瘙痒，导致咳嗽在夜间加剧的情况出现。

- 用热水袋敷背，热气会通过背部传送到呼吸道、气管、肺等部位，对缓解和治疗咳嗽有一定帮助。水温保持在 40℃左右为宜。

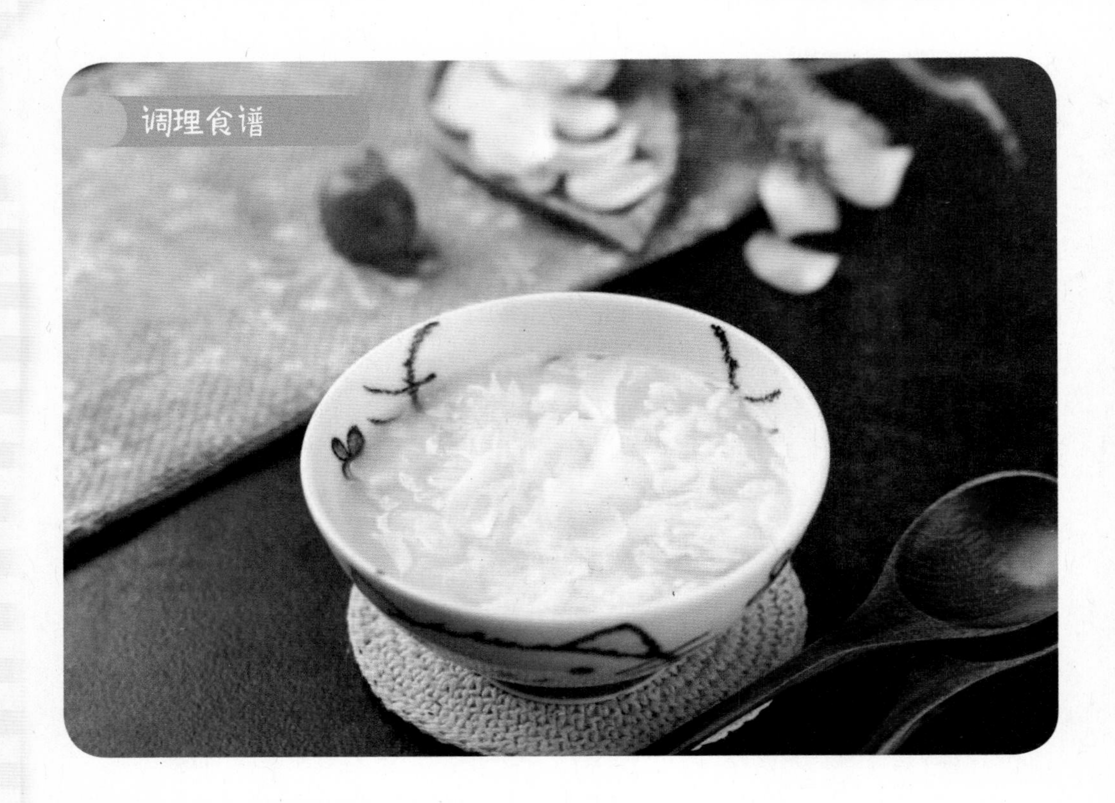

银耳百合粳米粥

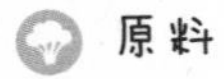

原料

水发粳米、水发银耳各100克，水发百合50克

做法

1 砂锅中注入适量清水烧开，倒入洗净的银耳。
2 放入备好的百合、粳米，搅拌匀，使米粒散开。
3 盖上盖，烧开后用小火煮约45分钟，至食材熟透。
4 揭盖，搅拌一会儿。
5 关火后盛出煮好的粳米粥，装在小碗中，稍微冷却后食用即可。

小叮咛

煮粥时可加少许冰糖，口感更好，也更利于疾病恢复。

胡萝卜菠菜碎米粥

原料

胡萝卜30克，菠菜20克，软饭150克

调料

盐2克

做法

1 将洗净的胡萝卜切片，再切成丝，改切成粒。
2 洗好的菠菜切丝，再切碎。
3 锅中注水烧开，倒入软饭，拌匀，用小火煮20分钟至软饭熟烂。
4 倒入切好的胡萝卜，搅拌匀，放入备好的菠菜，拌匀煮沸。
5 加入盐，拌匀调味，关火后盛出即可。

小叮咛

要选用茎叶粗壮、无烂叶和萎叶、无虫害和农药痕迹的鲜嫩菠菜，口感会更佳。

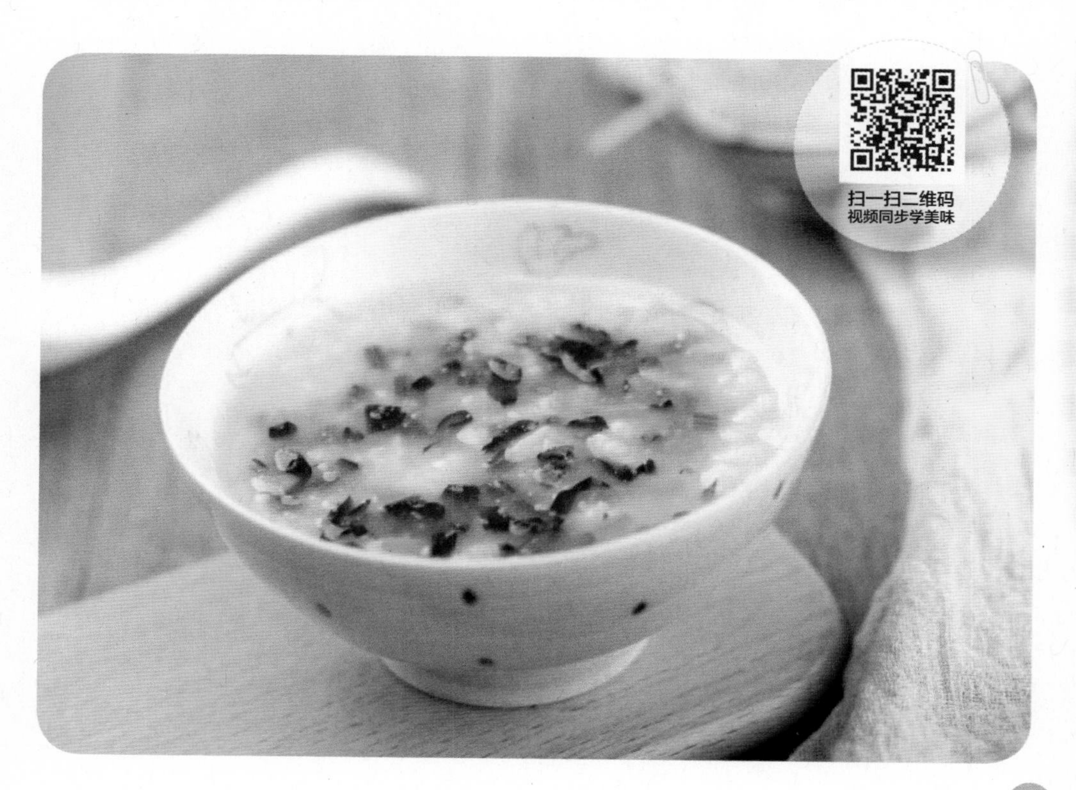

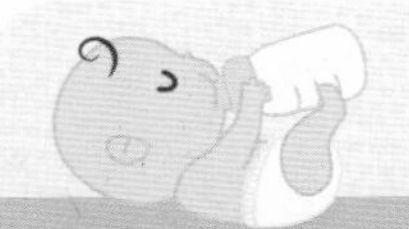

过敏性肺炎

对于器官功能还没有完全发育成熟、自身体抗力较弱的孩子来说，肺炎是一种较为常见的小儿疾病。其中过敏性肺炎属于肺炎的特殊类型，是由不同过敏原引起的肺部疾病，如果没有及时治疗，很容易导致病情加重。

病症解析

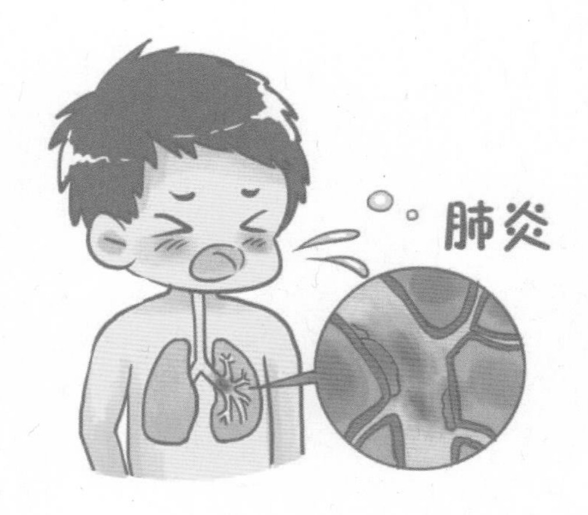

过敏性肺炎是指细微的过敏原“入侵”肺泡及支气管的一种过敏性疾病。多数情况下是患儿通过吸入的方式诱发的，过敏原主要包括真菌孢子、细菌产物，少见的还有动物皮毛脱屑、排泄物中的蛋白以及昆虫的毫毛、残骸等。当患儿接触到过敏原后，会有一些症状表现，例如喘息、流涕是前期表现；接下来的3~6小时后，会相继出现发热、干咳、缺氧、口唇或指趾末端发绀；之后症状会逐渐加重，大约24小时后症状会慢慢消失。根据过敏原的性质、浓度和机体免疫反应程度的不同，过敏性肺炎症状表现会有所不同。

- 急性过敏性肺炎是因为短时间内吸入了大量的过敏原导致的，发病时间通常是在接触过敏原4小时左右，发病症状先是表现出干咳、呼吸急促、胸闷不适；之后会出现类似于感冒的症状，包括头昏、恶心、发热、四肢酸痛等；也有少数患儿出现哮喘。当脱离过敏原后，大约10小时以后过敏症状会得到缓解，但如果再次接触到过敏原，病症会复发。

- 相比较急性过敏性肺炎，慢性过敏性肺炎是在长时间内吸入了少量的过敏原导致的，因为体内发生的抗原“威力”较小，所以没有急性发作症状，多半只是轻微咳嗽、四肢无力等表现。但如果病情呈逐渐加剧的趋势，很有可能导致肺部病变严重，肺功能损伤也会比较大。

饮食原则

孩子在患病期间，常常会出现食欲下降、消化不良等情况，父母看在眼里，急在心里。其实，生病时的饮食尤为重要，吃的“恰如其分”可以让病情恢复得更快，如果饮食上面不注意，就会适得其反。

原则一：想要唤起孩子的食欲，父母不妨换种烹饪方法，菜肴的外观可以是孩子喜欢的卡通形象，食材的搭配也要考虑到颜色、口感，这样孩子才会对吃饭感兴趣。但要尽量减少油炸、腌制等不健康的烹调方式。

原则二：维生素A能保持组织或器官表层的健康。对于过敏性肺炎患儿来说，多吃富含维生素A的食物，能起到修复呼吸道受损黏膜的作用，有助于缓解病情。

原则三：生病期间孩子的消化系统也会受到“牵连”，此时适宜吃一些温软的食物，既可以满足身体热能消耗和正常代谢的需要，也可减少胃肠消化负担。

原则四：新鲜的蔬果中含有丰富的营养，其中抗氧化营养素能够削减有害物质对身体的伤害，防止感染和炎症的扩散，建议患儿可以适当多吃一些。

生活照护

细致得当的护理方法，可以在不知不觉中发挥重要作用，对孩子的身体康复助一臂之力。家长对于孩子的照顾，除了要谨遵医嘱外，还可以参考以下几个方面。

- 药物只能起到缓解症状的作用，要想从根本上防止过敏性肺炎的发生，确定并远离过敏原是重要手段。父母可以逐一排查家中存在的可疑致敏“对象”，并让孩子避免或减少接触，过敏性肺炎发病的次数自然会减少。
- 及时清除孩子口鼻中的分泌物；帮助孩子将痰液排出；经常为孩子更换睡姿；这些做法都有助于保持其呼吸道的顺畅。
- 父母不要忽略孩子的情绪和内心感受，多些耐心、陪伴，多点鼓励、安慰，和孩子共同面对疾病，战胜病魔。

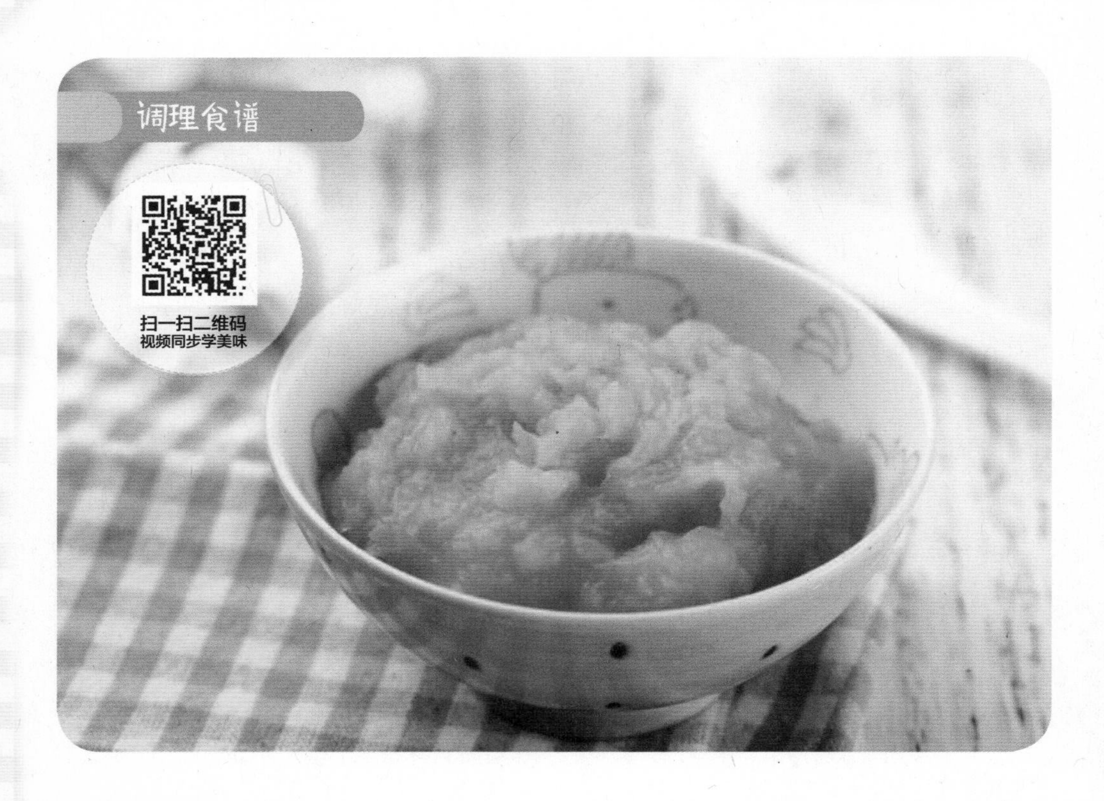

南瓜泥

原料

南瓜200克

做法

1 洗净去皮的南瓜切成片，取出蒸碗，放入南瓜片，备用。
2 蒸锅上火烧开，放入蒸碗。
3 盖上盖，烧开后用中火蒸15分钟至熟。
4 揭盖，取出蒸碗，放凉。
5 取一个大碗，倒入蒸好的南瓜，压成泥。
6 另取一个小碗，盛入做好的南瓜泥即可。

小叮咛

将南瓜切得薄一些，可以缩短蒸的时间。

鸡肝粥

原料

鸡肝200克，水发大米500克，姜丝、葱花各少许

调料

盐1克，生抽5毫升

做法

1 将洗净的鸡肝切条。
2 砂锅注水，倒入泡好的大米，拌匀，用大火煮开后转小火续煮40分钟至熟软。
3 倒入切好的鸡肝，拌匀，加入姜丝，放入盐、生抽，拌匀。
4 加盖，煮5分钟至鸡肝熟透。
5 揭盖，放入葱花，拌匀。
6 关火后盛出煮好的鸡肝粥，装入碗中即可。

小叮咛

鸡肝熬煮之前先用少许调料适当地腌渍一下，可以使粥味道更鲜美。

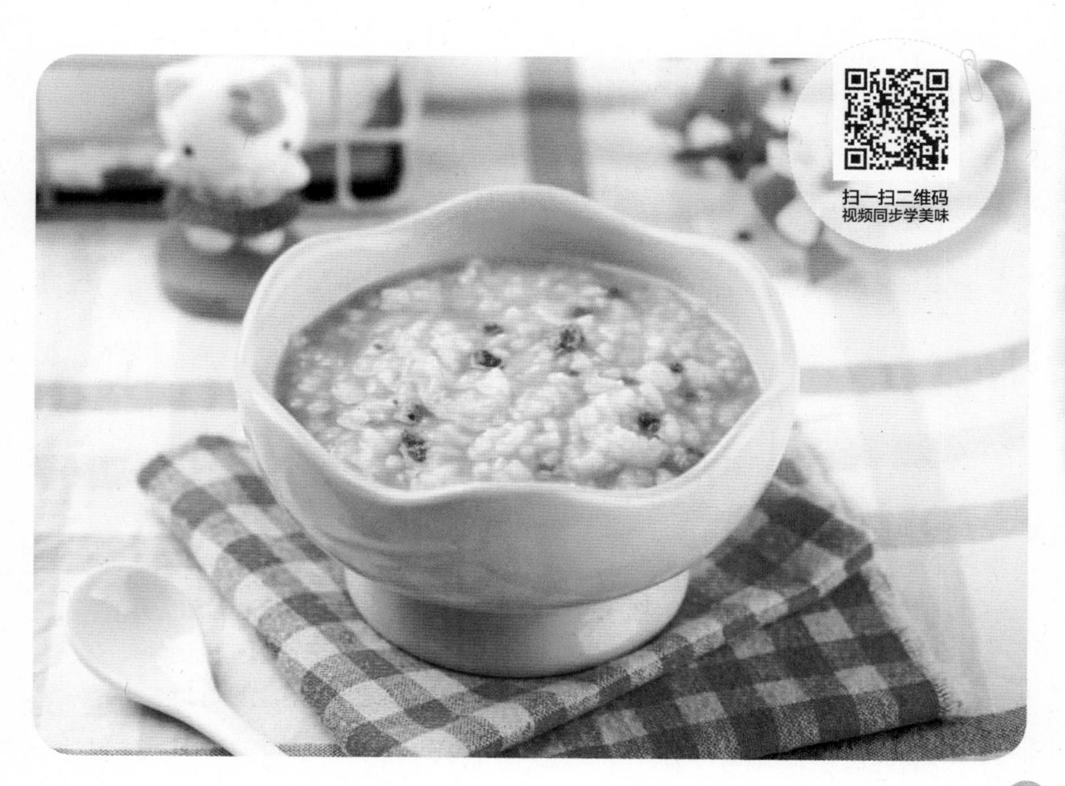

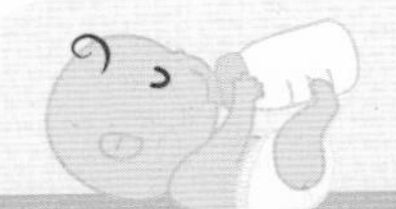

过敏性结肠炎

过敏性疾病不仅会在皮肤、呼吸道有所表现，在消化系统也会出现一些病症，过敏性结肠炎就是其中较为常见的一种，通常女孩比男孩更易患此病。如果没有得到妥善处理，还会诱发其他疾病，对孩子的身体健康造成伤害。

病症解析

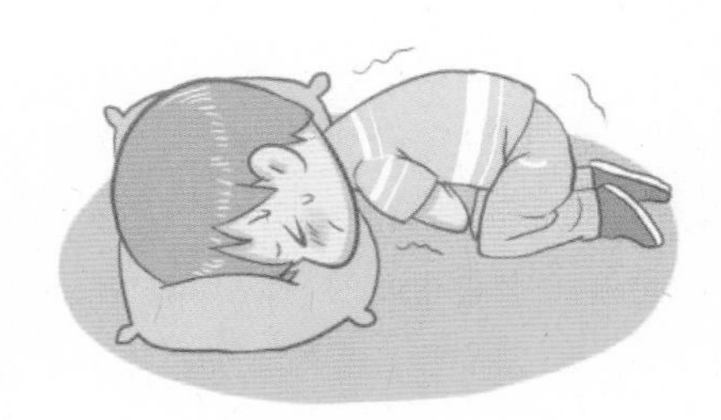

过敏性结肠炎是一种摄入外源蛋白所引起的免疫介导反应，以结肠炎性改变为特征。发病时的主要表现为腹痛和腹泻，大多数患儿是左下腹部持续性钝痛，程度轻重不等，短则持续数分钟，长则可能持续数天，在排便或排气后症状可以得到缓解，具有长期反复发作的特点。除此之外还会有一些连带表现。

- 有些患儿会表现出排便次数增多的症状，每天可以达到 2 ～ 6 次甚至更多，多为糊状便或稀便。
- 还有部分患儿会出现便秘，4 ～ 7 天才排便一次，大便干结、排便较为困难。同时还伴随上腹部不适、泛酸、胃灼热等消化道症状。
- 还有一些症状也是过敏性结肠炎的发病表现，如浑身乏力、头痛、头晕、甚至失眠等神经功能紊乱症状。

相关研究发现，引发此病的过敏物有谷类、蛋类、海产品等。有些年龄较小的患儿在摄入致敏食物6～12小时，会出现以上症状，且发病急。但也有些患儿的发病较为隐匿，会经过长达25小时左右的“潜伏期”才会出现发病症状。

根据病症的表现和过程，过敏性结肠炎可以划分为四种类型。轻度型：较度常见，症状较轻、发病过程较慢，与便秘交替出现，但没有全身症状；中度型：介于轻度和重度中间，腹泻次数多于4次，出现轻度全身症状；重度型：患儿有发热、疲倦等全身表现，腹泻次数多于6次，呈血便或黏液脓血便；爆发型：一般不常见，持续病程较长，迁延不愈。

饮食原则

过敏性结肠炎属于功能性疾病，目前还没有特效的治疗方法，但医生通常会提出一些饮食原则，父母需要积极配合，将饮食作为治疗方法，帮助孩子缓解身体不适，降低过敏性结肠炎的发生频率。

原则一：如果孩子腹泻较为严重，可以短时间内停止进食。对于一般患儿来说，父母可以熬煮一些稀粥、汤羹等易于消化的食物让其食用，既能补充腹泻流失的水分，也能滋养肠胃。

原则二：三餐进食不规律，或者暴饮暴食，都有可能导致孩子消化系统紊乱，从而导致过敏性结肠炎的发生，所以父母要帮助孩子养成良好的饮食习惯。

原则三：如果患儿年龄较小，未经医生许可，父母不要擅自停止母乳喂养。妈妈要少吃一些油腻、刺激性食物，采取少量多次的喂养原则，以减轻患儿消化系统负担。

原则四：对于出现便秘的患儿，可以适当增加蔬果等富含膳食纤维的食物摄入，有利于肠蠕动，缓解便秘。

生活照护

对于过敏性结肠炎所带来的胃肠不适，父母要安排好孩子的饮食，那连带出现的身体不适需要如何应对呢？这就需要父母在起居生活方面多花心思，孩子被照顾得好，身体恢复速度也会加快。

- 患儿排便次数增多，如果臀部清洁不到位，很容易出现尿布疹或者臀部感染，所以父母要帮孩子用温水清洗臀部，擦干后可涂抹护臀膏。

- 父母要加强孩子的个人卫生，养成饭前便后要洗手的好习惯，即便不是患病期间，也可以通过此方式预防疾病。

- 用热水袋热敷，做好腹部保暖，或者父母将双手搓热，帮孩子进行腹部按摩，这两种做法都可以在一定程度上缓解腹部不适。

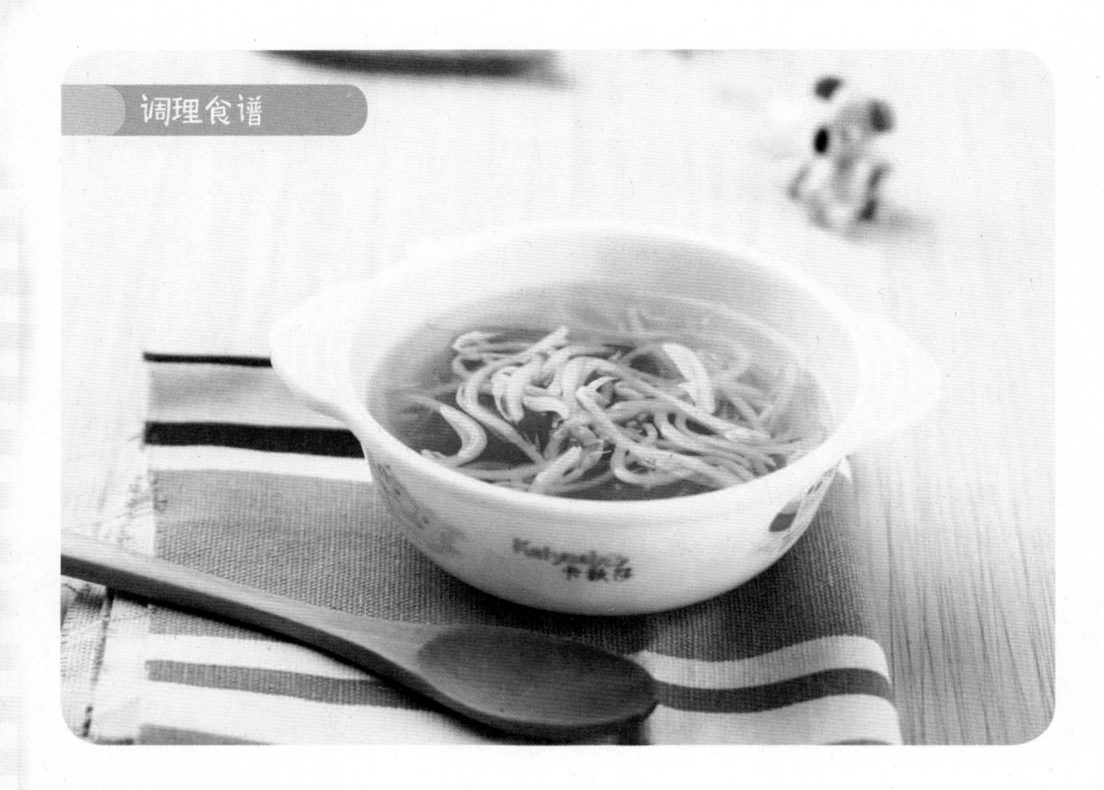

西红柿豆芽汤

原料

西红柿50克，绿豆芽15克

调料

盐1克

做法

1 洗净的西红柿切成瓣，待用。
2 砂锅中注入适量清水，用大火烧热。
3 倒入西红柿、绿豆芽，加入盐。
4 搅拌匀，略煮一会儿至食材入味。
5 关火后将煮好的汤料盛入碗中即可。

小叮咛

绿豆芽不宜煮太久，以免失去其爽脆的口感。

粳米糊

原料

粳米粉85克

做法

1. 把粳米粉装在碗中，倒入60毫升清水，边倒边搅拌，制成米糊，待用。
2. 奶锅中注入适量水烧热，倒入调好的米糊，拌匀。
3. 用中小火煮一会儿，使食材呈浓稠的黏糊状。
4. 关火后盛在碗中，稍微冷却后食用即可。

小叮咛

煮米糊时要不停地搅拌，以免煳锅，影响口感。

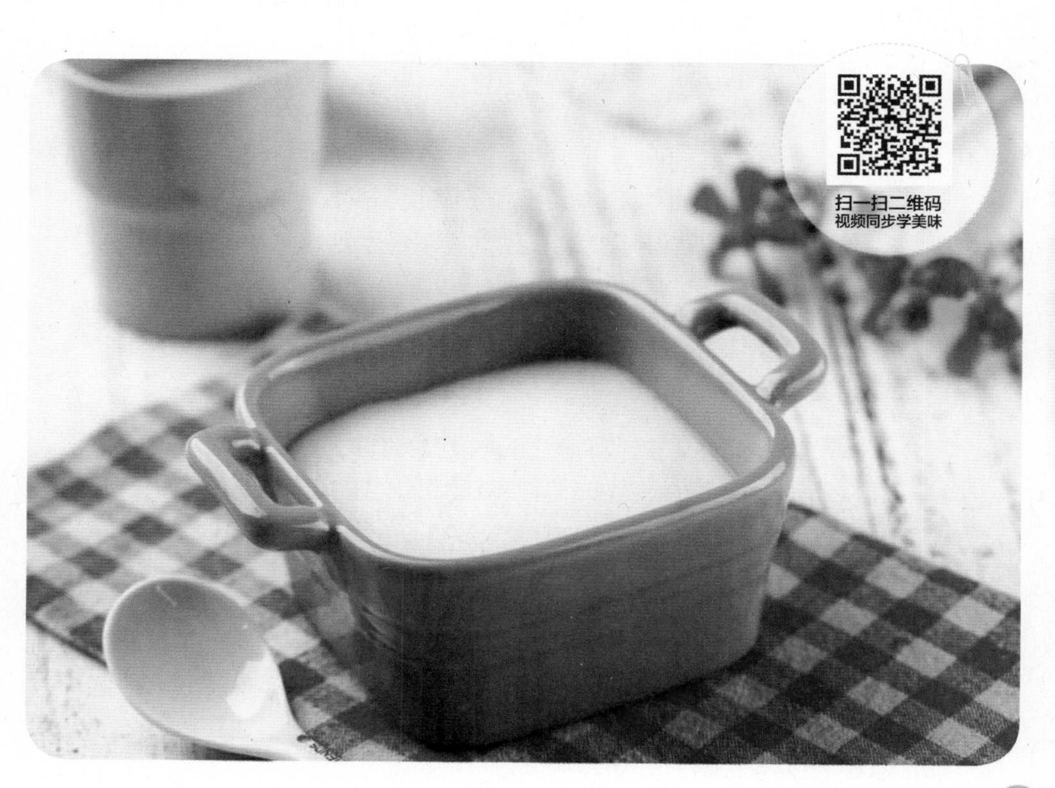

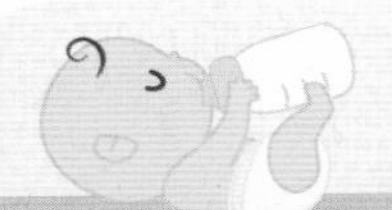

过敏性休克

过敏原会让身体产生过敏反应，严重时还会产生过敏性休克。一说“休克”这两个字，父母就会意识到这是身体功能受到某种刺激后，所产生的较为剧烈的反应，如果没有及时发现并处理，甚至会威胁生命。

病症解析

过敏性休克是指过敏原进入体内后，免疫机制在短时间内发生强烈的过敏反应，通常体内的多项器官会受到影响。具体的表现和反应程度，与机体的反应性、过敏原的摄入量或者过敏原的发生途径等因素有关，症状表现各有不同。

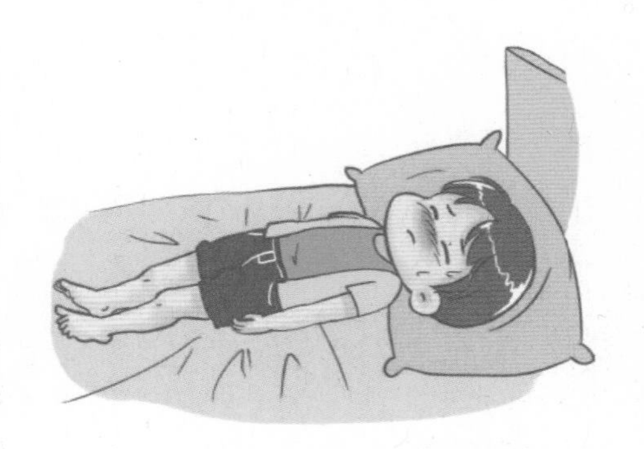

在诸多过敏症状中，意识模糊是较为突出的表现，通常是以过程性表现出来。此外在皮肤、呼吸道以及身体其他部位也会出现连带反应。

- 皮肤往往是过敏性休克最早且经常出现的反应部位，主要症状包括皮肤潮红、发痒，也可能伴有荨麻疹或者是血管神经性水肿。

- 呼吸道也会受到影响，从而出现喉头水肿和（或）支气管痉挛（哮喘），患儿出现咽喉堵塞感、胸闷、气急、喘鸣、憋气、发绀，还可出现打喷嚏、水样鼻涕、声音嘶哑等。

- 此外，还有的患儿会出现刺激性咳嗽、连续打喷嚏、恶心、呕吐、腹痛、腹泻、出汗、面色苍白、脉速减弱、四肢湿冷或发绀、烦躁不安、意识不清或完全丧失等，严重者可出现大小便失禁。

导致过敏性休克出现的过敏原有很多，例如某些药物（青霉素、磺胺类等）、生物制品（流感疫苗、伤寒疫苗等）、吸入性过敏原（动物碎屑、粉尘等）以及食物（花生、鱼、虾等）。

一旦孩子发生过敏性休克，父母首先要做的就是拨打120急救电话，在等待专业医护人员到来的过程中，可以采取一些急救措施。例如：将患儿平躺，以保证脑供血充足；调整体位确保患儿呼吸顺畅；必要时可以进行人工呼吸等。

饮食原则

当孩子发生过敏性休克时，时间就是生命，父母理智沉着的应对可以帮助孩子尽快脱离危险。除此之外，把握好休克前后的饮食原则，对预防和缓解疾病也是很有帮助的。

原则一：很多平时不太被父母关注到的食物过敏原，是诱发过敏性休克的重要因素之一，所以父母尽量不要带孩子频繁在外用餐，以免误食致敏食物而导致过敏。

原则二：对于过敏体质的孩子来说，父母要格外注意食品成分，在购买时要仔细阅读食品标签，建议为孩子购买天然食物，可以有效减少过敏性休克的发生次数。

原则三：患儿发生休克后的1～2天，应禁食或少食，之后再少量进食，可以先喝些米汤，大约1周之后可将流质软食改为半流质食物。

原则四：随着患儿病情的恢复，父母可以适当让其吃一些富含蛋白质、铁、铜等“造血原料”的食物，如猪肝、瘦肉、蔬果等，增加心脏排血量，改善体内血液循环。

生活照护

专业及时的医学救助，可以让患儿尽快脱离危险处境，但是为了避免再次发生此类情况，父母要做好生活上的照护，预防远比救治重要得多，具体的护理措施可以参考以下内容。

- 对于已经发生过休克的患儿来说，他们的心理是感到恐惧和不安的，此时父母要多安抚孩子，帮助他缓解不良情绪，否则即便身体恢复了健康，心理也会留下难以磨灭的阴影。

- 为了避免再次发生休克，父母要仔细回想孩子发病前，都接触了哪些物品、吃了什么东西，尽量将致敏原因大致锁定，然后逐一排出，一旦确定就要严格控制，避免孩子再次接触或摄入。

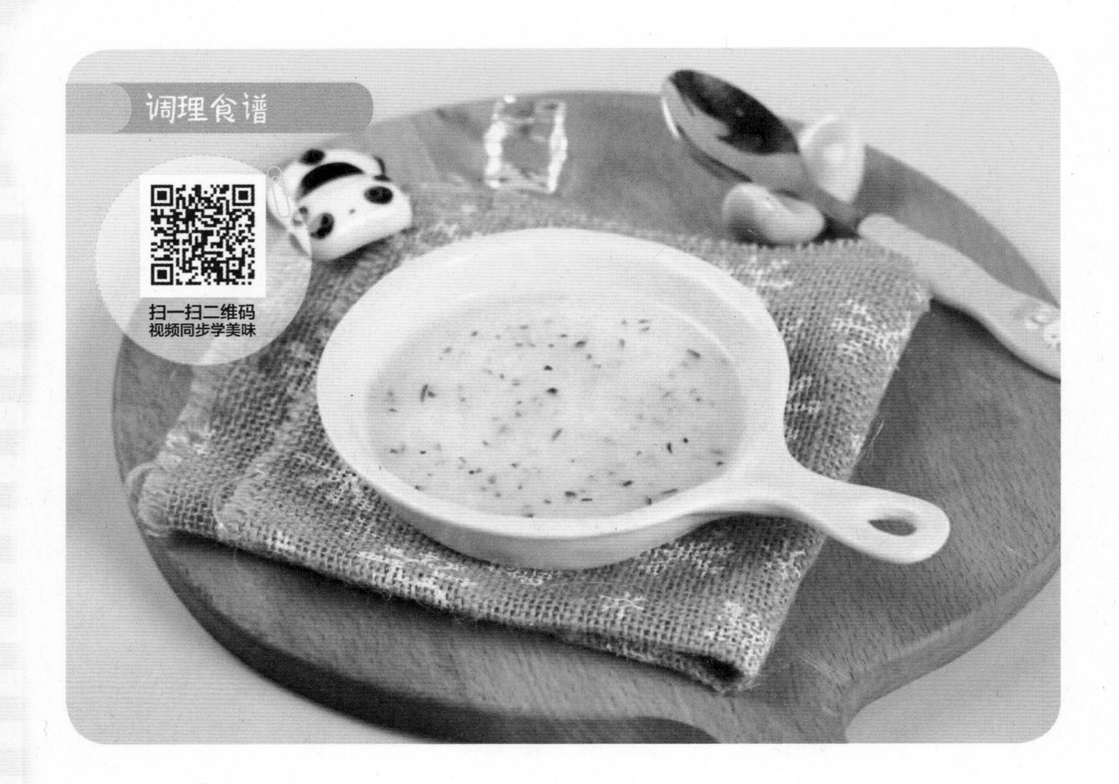

黄瓜米汤

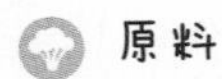

原料

水发大米120克，黄瓜90克

做法

1 洗净的黄瓜切成片，再切丝，改切成碎末，备用。

2 砂锅中注入适量清水烧开，倒入洗好的大米，搅拌均匀。

3 盖上锅盖，烧开后用小火煮 1 小时至其熟软。

4 揭开锅盖，倒入黄瓜碎，搅拌均匀，用小火续煮5分钟。

5 揭开锅盖，搅拌一会儿，将煮好的米汤盛出，装碗即可。

小叮咛

黄瓜不宜久煮，否则会破坏其营养和口感。

土豆稀粥

原料

米碎90克，土豆70克

做法

1. 洗好去皮的土豆切小块，放在蒸盘中，待用。
2. 蒸锅上火烧开，放入蒸盘，盖上盖，用中火蒸20分钟至土豆熟软。
3. 揭盖，取出蒸盘，放凉后将土豆压碎，碾成泥状，装盘待用。
4. 砂锅中注入适量清水烧开，倒入备好的米碎，搅拌均匀，烧开后用小火煮20分钟至米碎熟透。
5. 倒入土豆泥，搅拌均匀，继续煮5分钟，关火后盛出即可。

小叮咛

米碎煮沸后应揭开锅盖搅拌几次，以免粘锅。

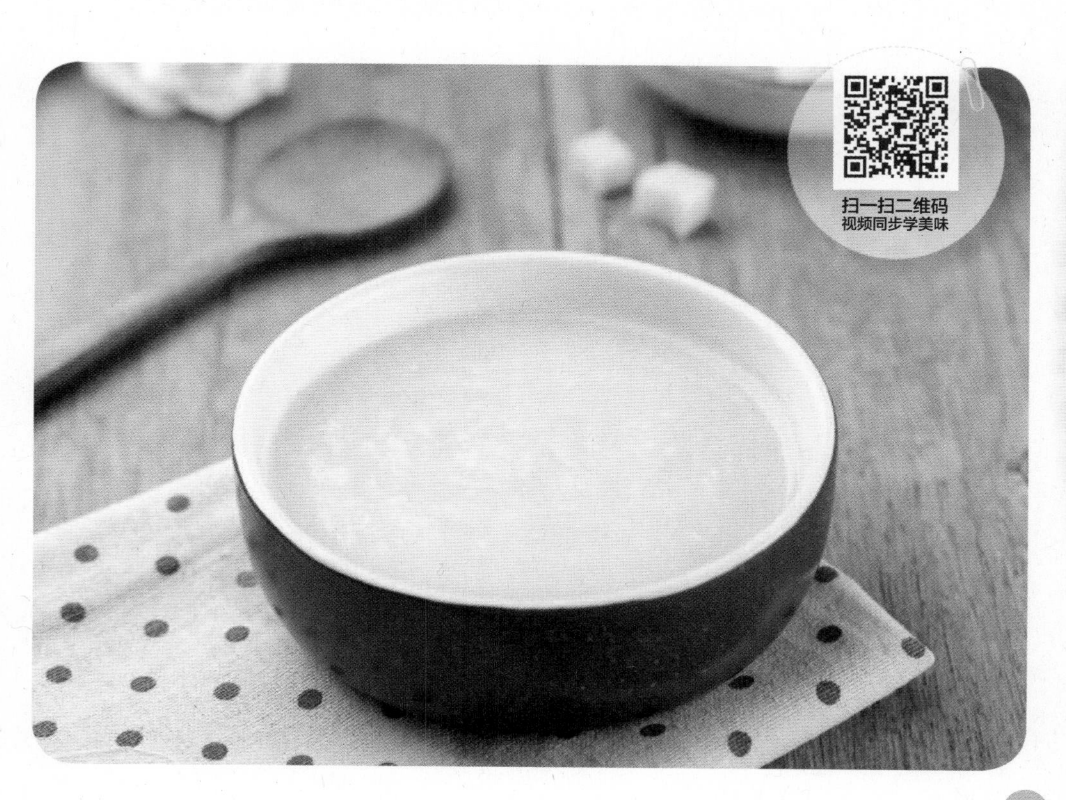

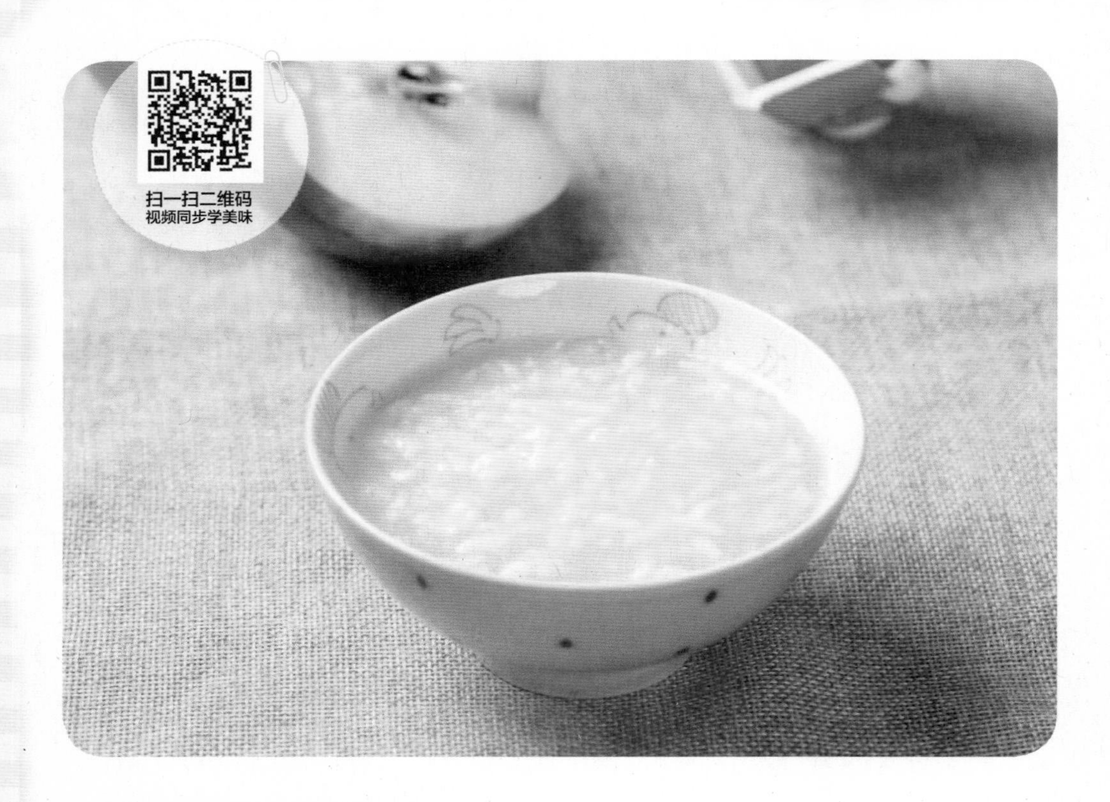

苹果橙稀粥

原料

水发米碎80克，苹果90克，橙汁100毫升

小叮咛

煮粥时也可以不用橙汁，直接将橙子果肉用榨汁机打碎后放入锅中煮熟即可。

做法

1 将洗净去皮的苹果切开，去核，改切成小块。
2 取榨汁机，选择搅拌刀座组合，放入苹果块，盖好盖。
3 将苹果块打碎呈泥状，倒出苹果泥，待用。
4 砂锅中注入适量清水烧开，倒入米碎，拌匀。
5 盖上盖，烧开后用小火煮约20分钟。
6 揭盖，倒入橙汁、苹果泥，拌匀，用大火煮约2分钟，至其沸。
7 关火后盛出煮好的苹果橙稀粥即可。